抗うつ薬の真実

抗うつ薬を飲む人、出す人へのメッセージ

著
田島　治

星和書店

Seiwa Shoten Publishers

2-5 Kamitakaido 1-Chome
Suginamiku Tokyo 168-0074, Japan

The Facts about Antidepressants:

Message for users and prescribers

by

Osamu Tajima, M.D., Ph.D.

はじめに

この本は、ここ数年間に抗うつ薬の効果や副作用、うつ病治療における役割について書いたものを集めたもので、抗うつ薬を長期に服用しているうつ病や不安障害に悩む当事者とその家族の方々、抗うつ薬を処方する医師、薬剤師、うつ病患者のサポートに関わる方々すべてに伝えたいメッセージが込められています。

新規の抗うつ薬の開発や臨床試験に関する章と、抗うつ薬による賦活症候群、抗うつ薬による攻撃性と暴力などに関する章は、辻敬一郎医師との共著です。辻先生は抗うつ薬の基礎的な研究を行ったあと、現在は臨床の第一線で活躍しています。

新規抗うつ薬の登場とうつ病診断についての全般的なことを知るにはまず、「抗うつ薬の光と影」「新規抗うつ薬の登場とうつ病診断の拡散」の章をお読みください。抗うつ薬の副作用、特に自殺のリスク増大や攻撃性、暴力の問題に関心のある方は、「抗うつ薬による賦活症候群と自殺関連事象」「抗うつ薬による賦活症候群」の章をお読みください。抗うつ薬はなぜ効くのか、あるいは効かないのか、副作用はどうして起こるかなどを知りたい方は、「新規抗うつ薬のリスクとベネフィットから見た適正使用」の章を、なかなか治らないうつ病にお悩みの方は、「うつ病治療論――うつ病治療再考」「レジリアンスの視点から見た抗うつ薬の作用とうつ病治療」の章を、最近話題の双極性障害と抗うつ薬投与との関連を知りたい方は、「うつ病の薬物療法と抗うつ薬アディクション」「双極性障害をどう診立てるか？」の章をお読みください。新しい抗うつ薬の開発状況を知りたい方は、「日本の抗うつ薬開発は遅れている――海外との比較」の章を、古い三環系抗うつ薬（ＴＣＡ）の役割を知りたい方は、「ＳＳＲＩ時代における三環系抗うつ薬（ＴＣＡ）の位置付け」の章をお読みください。もともとは医師向けに書いたので専門的で難しいところも多いかもしれませんが、注を付けており、一般読者の方にもお読みいただけるものになっています。

ところで、うつ病は誰でも罹る「心の風邪」というキャッチフレーズで、この10年、多くの方が抗うつ薬、特にＳＳＲＩ（選択的セロトニン再取り込み阻害薬）を代表とする新規抗うつ薬による治療を受けるようになりました。現在ではうつ病や躁うつ病などの気分障害で治療を受けている方の数が百万人以上にもなった一方で、長年にわたり抗うつ薬を中心としたさまざまな向精神薬による治療を受けているにもかかわらず、一向によくならない方が急増しています。

こうした状況に、うつ病は「心の風邪」ではない、時には命にも関わる「心の肺炎」だなどという専門家の声も増えています。誰が一体そんなことを言い出したのかなどという議論も出ていますが、欧米でうつ病の疾患啓発が日本に先駆けて盛んに行われたときに、同じように、うつ病は「精神医学における風邪（common cold in psychiatry）」という表現が用いられていました。

なかなか治らないうつ病患者の増加に対して、専門家からは、うつ病の多様性すなわち、うつ病にはもともといろいろなタイプがあり、最近では若い方を中心に抗うつ薬が効きにくい、自己愛的なパーソナリティの関与が強い現代型のうつ病が増加したからだという意見や、抗うつ薬よりも気分のスイッチを抑える気分安定薬（ムードスタビライザーともいう）が必要な双極性障害（躁うつ病）が見逃されていたのが原因だという声が強くなっています。実はこうした双極性障害ブームは、うつ病の疾患啓発と新規抗うつ薬の処方が十数年以上も先駆けて行われた欧米ではすでに起こっており、まさに日本の状況もこれを後追いするものです。果たしてそれでよいのでしょうか。こうした疑問を呈する立場の専門家は残念ながら少数です。

抗うつ薬というのは、一般の方やマスメディア、専門家の多くが信じているような特異的な「抗うつ病薬」なのでしょうか。脳のセロトニンの不足、最新の脳の画像化で示されるようなうつ病という病気に伴う脳の働きの異常を治す薬なのでしょうか。最近は抗うつ薬が効かないうつ病、新型うつ病が増えたなどというのも、こうした誤解に基づくものです。抗うつ薬というのは、決してうつ病という病気を特異的に治す薬ではありません。実際、最も広くうつ病治療に用いられているSSRIは、うつ病よりも、さまざまな慢性的な不安や恐怖、強迫などに悩む不安障害に非常に有効な薬なのです。90年代初めにアメリカのプロザック（SSRIの代名詞ともいえる薬）ブームのきっかけとなった『Listening to Prozac（邦題「驚異の脳内薬品」）』の著者ピーター・クレーマーが指摘したように、内気な人、こだわりや不安の強い人を明るく社交的にすることもある心の美容薬としての作用もある薬です。

つまり抗うつ薬やさまざまな精神科治療で用いられる向精神薬は、病気の過程に直接作用するわけではなく、脳に作用して物事の認知や感情の調節を変化させ、その結果として、症状の回復を助ける対症療法的な薬です。こうした脳に対する作用は多くの専門家が考えている以上に強力で、病気の症状以外にも、実は正常な心の働きや行動にも気がつかないところで影響を及ぼしています。最近はやりの言葉でいえば、抗うつ薬は回復力を高めて効果を発揮する、すなわち、数カ月、ときには1年以上もかかる自然回復の過程を2～3カ月で回復するようにする、うつ病という病気の期間、エピソードを短くするというのが効果ですが、不用意に用いれば逆効果になる可能性もあるというのが本当です。現在では精神科の治療薬の効果を全面的に否定し、医学としての精神医学自体も否定する立場の活動も盛んになっていますが、薬はまさに毒にも薬にもなるわけで、慎重かつ適切に用いれば多くの方にとって福音となります。戦争の場合でも、開戦、攻撃よりも撤退、戦争終結が難しいことが知られています。いまや終結の見込みのないまま戦争に突入したのに例えられるような長期化したうつ病に悩む当事者、家族の方々が日本でも激増し、憂うべき状況となっています。この本がそうした方々の一助となれば幸いです。

●目次

新しい薬物療法

SSRI時代における三環系抗うつ薬（TCA）の位置付け……107

抗うつ薬による攻撃性・暴力……203

新規抗うつ薬の登場とうつ病診断の拡散

I　はじめに

１９７０年代後半から大学病院や総合病院においては、外来、入院とも単極性うつ病を中心とした気分障害の患者が急速に比重を増していったのは事実であるが、１９９９年の選択的セロトニン再取り込み阻害薬（selective serotonin reuptake inhibitor：SSRI）登場以降の患者数の増加は著しく、新規抗うつ薬の売り上げの急増とあいまってうつ病診断の拡散が精神医学の大きな課題となってきている。年間百数十億円にすぎなかった抗うつ薬の売り上げが今や一千億円に到達しようとしている。うつ病・躁うつ病などの気分障害の診断で治療を受けている推定患者数は１９９９年の44万人から、２００５年の92万人へと6年間で倍増し、現在では百万人を超えている。うつ病対策は自殺対策の中核とも位置づけられており、精神科医や精神医療に対する期待や役割は高まっているが、年間3万人以上の自殺者数が続いており、三環系抗うつ薬の時代の内因性うつ病を中心にした治療のモデルだけでは対応しきれないことは明らかであり、現在のうつ病医療は見えざる危機の状況にあると考える。

そこでＳＳＲＩやセロトニン・ノルアドレナリン再取り込み阻害薬（serotonin-noradrenaline reuptake inhibitor：SNRI）などの新規抗うつ薬の登場がうつ病の診断や治療にどのような影響を及ぼしたのか、⑴うつ病受診者の増加、⑵うつ病診断の増加、⑶うつ病診断者の増加、⑷うつ病治療未終結者の増加、４つの要因にわけて検討し、今後のうつ病医療のあり方を考えてみたい。

Ⅱ　うつ病受診者の増加

１　社会構造の急激な変化によるうつ病自体の増加

不安や恐怖、強迫に対する作用が優れ、抗うつ薬というよりはむしろ抗不安薬として位置づけることが妥当とも思われるＳＳＲＩがうつ病の薬物療法の中心と位置づけられるようになり、従来の比較的重症の内因性うつ病に変わって、軽症うつ病が疾患啓発のターゲットとなり、今日のうつ病診断の拡散を招いたことは否定できない。

その一方で社会構造が急激に変化し、アメリカ型の市場原理に基づいた社会となったことが現代的な形の消耗抑うつないしは疲憊（ひはい）抑うつ（Ershöpfungsdepression）の患者を増加させたことは間違いない。キールホルツの提唱した疲憊抑うつの疾患概念は内因性のうつ病の特徴とオーバーラップしているが、多くのサラリーマンのうつ病患者がこうした現代的な形の疲憊抑うつで受診している。これには年功序列と終身雇用が廃止されて実力主義となった一方で、厳しい能力主義と個人評価制度の導入、リストラによる一人当たりの仕事量の増加、ＩＴ化による職場の人間関係の希薄さとサポートの欠如などが、過剰適応となりやすい同調性格、メランコリー親和型性格とともに大きく関与しているものと考えられる。

２　うつ病疾患啓発による受療行動の促進

今日のうつ病患者の増加にＳＳＲＩやＳＮＲＩなどの新規抗うつ薬の登場は、これまでにない大規模な形で行われた様々な疾患啓発が大きな影響を与えている。アメリカやニュージーランドを除くと医師が処方する薬物すなわち処方薬を一般大衆に対して直接広告することは禁じられているため、うつ病・うつ状態の患者の受診促進を狙った様々な形の疾患啓発が行われている。特に現在最も売り上げを伸ばしているＳＳＲＩであるパロキセチンの販売メーカーが行ったテレビコマーシャルはわが国初の試みであった。２００１年から２００５年までに４つのうつ病疾患啓発のテレビコマーシャルが放映されたが、その効果は予想以上と考えられる。

著者らは大学生２６６名を対象にして、このうつ病疾患啓発コマーシャルが受療行動に及ぼした影響を検討した。４つのテレビコマーシャルのうち、うつは１カ月のキャッチコピーのＣＭが最も受療行動に及ぼすインパクトが大きかった。このうつは1カ月のCM視聴の有無と治療の必要性の認識には有意な関連が認められた。すなわちこのCMを見た学生の6割がうつ病に対する積極的な治療の必要性を認めていたのに対して、このCMを見ていなかった学生では3割しか積極的な治療の必要性を認識していなかったことが明らかになった。こうしたテレビCMの影響は特に若年層に対して影響が大きいものと推定されるが、厚生労働省による患者実態調査の結果を見ても、男女共に新規抗うつ薬の登場後、10代、20代、30代、40代という比較的若年層の受診が急増していることが明らかである。

3　自己愛人間の増加

前述の現代的な形の疲憊抑うつの患者の増加とともに無視できないのが、きわめて現代的なタイプのうつ病ともいうべきディスチミア親和型うつ病[注]、自己愛傷つき反応型うつ病の患者の受診の急増である。以前より逃避型うつ病が知られているが、自己心理学を唱えるコフートの理論によれば、未熟な自己愛の人間が正常なパーソナリティ発達としてとらえられるアメリカ型の社会において、自罰的、他者指向的なメランコリー親和型性格の対極にある他罰的、自己中心的な性格の人間が社会の中心的なパーソナリティ構造となるのは避けられないことかもしれない。

現在は抑うつ症状を主訴に訴えてうつ病と診断されて長期の休職や復職を繰り返すケースが急増

表１　現在の精神科薬物療法に潜む問題点

○薬物関連境界侵犯
- ─サブクリニカルな症状への投薬
  - ・操作的な診断がそれを加速
- ─「病気を売る、病気作り」（ディジーズ・モンガリング）
  - ・ブランド・ファシズムが過剰な疾患啓発に関与（アップルバウム、2004）

○エビデンスに歪められた医学（evidence b(i)ased medicine）
- ─ランダム化対照試験の出版バイアス
  - ・ネガティブデータが未公表
    - ・スウェーデンの例、米国も同様（ターナーら、2008）
- ─ベネフィットの誇張とリスクの過小評価
  - ・効果の誇張（カーシュら、2008 / バルブイ、シプリアーニ、フルカワ、2008）
    - ・短期の効果と患者にとっての有用性は違う

している。こうしたケースに共通する特徴がディスチミア親和型としてまとめられているが、これはコフート流にいえば自己愛傷つき反応型うつ病と呼ぶべき病態である。これには自己愛の供給源やその空間の喪失に対する不快気分反応と、長期に信頼していた自己愛供給源からの批判や不一致による抑うつ反応とがあり、いずれも反応性の抑うつと見なすべきものである。

　現代はこうした患者にも内因性のうつ病と同様の薬物療法と休養や支持的な精神療法が行われていることに問題がある。これ

注　ディスチミア親和型うつ病　ディスチミアとは、気分変調すなわち慢性の軽うつ状態をいうが、従来型のうつ病の病前性格であるメランコリー親和型に対して、現代型のうつ病の性格特性として九州大学の樽味伸が提唱したものである。他責的で自己愛が強く、病気と生き方の境界がはっきりしない若者に多いうつのタイプを指す。

らの患者の多くが不適切な治療アプローチにより長期に不安定な状態が続き、治療未終結患者となっていることも、今日のうつ病患者急増の大きな要因の一つであると思われる（表1）。

Ⅲ　うつ病診断の増加

1　操作的診断の普及による診断率の増加

ＤＳＭ-Ⅲの登場以降、操作的に規定された精神疾患の数が大きく増えたばかりでなく、診断される患者の数も急激に増えている。従来、診断は主語診断、イデア診断とでも呼ぶべきものであり、仮想の病因診断であるため診断が難しく、専門以外は診断が困難であり、本質的に過小診断、過小治療のリスクを内在していると考えられる。その一方で、操作的な診断は述語診断、みかけ診断とでも呼ぶべきものであり、操作的に規定された状態のカテゴリー診断である。したがってマニュアル的に使うことが可能であり、専門家でなくても操作的に診断できてしまうところが特徴である。

したがって操作的診断は本質的に過剰診断、過剰治療のリスクを有しており、これが今日のうつ病患者急増の一因となっている。実際、著者が２００５年に精神科診療所を対象に行った調査の結果を見ても、「うつ病の診断の範囲が広がりすぎている」と答えた医師が40％、「ややそう思う」と答えた医師が37％と、8割近い医師がうつ病診断の拡散に懸念を示していた。さらに最近受診するうつ病患者の病像の特徴として、23％の医師が「診断基準を満たさない軽症のうつ状態」と答えており、「不安症状が前景のうつ状態」という回答が20％と続いていた。このことからも古典的な内因性の病像ではないうつ病患者の受診が今日のうつ病患者急増の大きな要因と考えられる。

2　安易なうつ病診断の増加

従来の病因論に基づいたうつ病の診断や分類に代わって、症状と経過に基づいた操作的な診断基準が普及したことにより、診断基準を満たさないケースまでもが安易にうつ病と診断されることが多くなったことも、今日のうつ病患者急増の要因の一つと考えられる。操作的な診断基準を擁護する立場からは、適切に診断基準に沿った診察を行えば不適切なうつ病診断は防げるといわれるが、前述のごとく操作的な診断基準は本質的に過剰診断のリスクがあることも事実である。

3　みなしうつ病、みかけうつ病の増加

さらにうつ病の疾患啓発により精神科や心療内科受診の敷居が低くなり、ごく軽症のうつ状態や一過性の抑うつ反応のケースも受診するようになったことも背景にある。すなわち人生上の正常な悩みや落ち込みまでが医療の対象になったり、抑うつ気分を伴う適応障害が軽症うつ病と診断され

たり、保険病名のうつ状態がなし崩し的にうつ病という診断に変更されるケースも非常に多いものと推定される。これにはＳＳＲＩの登場に伴って軽症うつ病の疾患啓発が盛んに行われたことも関与している。[4] ところが後述するように軽症のうつ病に対する抗うつ薬、特にＳＳＲＩの有用性を示すエビデンスがないことが、今日ますます明らかとなってきている。

現在の精神科薬物療法には二つの重大な問題が潜んでいる。一つは薬物関連境界侵犯とでも呼ぶべき問題で、サブクリニカルな症状への投薬と、「病気を売る、病気作り」（ディジーズ・モンガリング disease mongering）である。操作的な診断はサブクリニカルな症状への投薬を加速する背景となっている。一方値段の高い新規の向精神薬が席巻しブランドファシズムと呼ばれる今日の精神科薬物療法において、過剰なマーケティングがこうした傾向を促進している。その一方で、今日の科学的な根拠に基づいた医療の基盤ともいえるランダム化比較試験の結果の意図的な出版バイアスが明らかとなっている。すなわちうつ病に対するＳＳＲＩの臨床試験のうち、データの多くが未公表であることが指摘されている。[5] さらに最近の未公表データも含めたうつ病に対する新規抗うつ薬やパロキセチンの臨床試験の結果のメタ解析により、ベネフィットの誇張とリスクの過小評価が行われていたことが次々と明らかにされている。[1][3]

安易なうつ病診断が行われる今日、「病気を売る、病気作り」という問題が注目され批判も強まっている。「病気を売る、病気作り」には疾病概念の拡大と新たな疾患作り、有病率とアウトカムの誇張の三つがある。疾病概念の拡大には正常なプロセスや人生上の体験が医学的問題として治療されることや、軽微な症状が重大な疾患の前兆とされること、個人的あるいは社会的な問題が医学的問題とされることの3点がある。新たな疾患作りとしてはリスクが疾患として概念化されるという問題がある。疫学的研究も「病気を売る、病気作り」に関与している。それは有病率やアウトカムの誇張という問題である。

Ⅳ　うつ病診断者の増加

今日のうつ病患者急増の背景には、うつ病と診断する診断者すなわち精神科医の増加、精神科診療所の増加、プライマリケアにおける診断の増加の三つが関与している。精神科を専攻する医師が増加するとともに、精神科診療所数も著しく増加していることが調査結果からも明らかである。さらにプライマリケアにおけるうつ病の早期発見と早期治療の促進により非専門医によるうつ病診断も急激に増加している。

仮に日常的にうつ病患者が受診し、うつ病の診断を行う医師が全国で1万人とし、3カ月ごとに各医師当たり新規のうつ病患者が10人訪れ、一方その間にうつ病の治療を終了する患者が8人いるとすると、差し引き3カ月ごとに各医師当たり2人、年間8人患者数が増え、全体としては年間

８万人増加することになる。実は１９９９年以降のうつ病患者の増加はまさに年間８万人以上のペースであることが、患者実態調査の結果からも示されている。

Ｖ　うつ病治療未終結者の増加

さらに今日、うつ病という診断で治療を受けている患者が急激に増加した大きな要因として、治療未終結者の増加がある。この背景にはうつ病という疾患の概念の変化がある。すなわちうつ病は慢性で再発性の疾患であることが強調され、ますます推奨される継続治療期間が長期化している。治療介入による長期化や遷延化も重大な問題である。長期の薬物療法や心理教育、休職や休養により患者が病人としての役割を無意識に取り入れてしまったり、病状が不安定化したり、薬剤による双極スペクトラム化や、ＳＳＲＩ離脱困難例が増加していることも事実である。うつ病の薬物療法においては寛解がゴールといわれるが、多くのうつ病患者の場合、薬物療法を終了し、通院を終了することこそが治療のゴールのはずである。今日治療ゴールなき治療とでも呼ぶべき際限のない通院治療が急増していることも、うつ病患者急増の要因となっている。これには今日最もよく用いられているＳＳＲＩであるパロキセチンの離脱が非常に難しいことも大きな要因となっている。

例えば著者が実施した精神科診療所調査の結果でも、症状寛解後の抗うつ薬の投与期間として６

カ月と答えたのが40％と最も多かったが、２割近い医師が12カ月と回答しており、長期化する傾向が見られた。また、多くの医師が治療抵抗例を抱えており、これがうつ病患者増加の背景となっている。

さらにＳＳＲＩを中心とする新規抗うつ薬による中枢刺激症状である賦活症候群（activation syndrome）も治療抵抗例の増加に関与していることが推定される。賦活症候群は投与開始時だけでなく、抗うつ薬の増量や減量、中止時にも出現しやすいことを注意すべきである。賦活症候群としては投与初期の不安焦燥に伴う自殺関連行動（suicidality 希死念慮、自殺未遂、完遂自殺を含む）の惹起がよく知られているが、それ以外にも長期投与に伴う易刺激性や敵意、衝動性などの惹起、すなわちボーダーライン化とでも呼ぶべき性格変化の惹起に注意が必要である[2]。さらに一部の症例では、非定型的な病像の軽躁状態や躁状態の惹起すなわち双極スペクトラム化が大きな問題である。これには患者が有する素因である双極性（bipolarity）を背景にした躁転と考えるべきケースと、薬剤誘発性の気分障害と見なすべき症例がある。

今日、双極性障害の専門家の多くがこうした患者の全てを患者の有する双極性に起因させる傾向が強まっているが、強力な薬理作用を有するＳＳＲＩなどの抗うつ薬の投与による薬剤性の気分障害を無視するわけにはいかない。実際患者実態調査の結果を見ても、双極性障害と診断され治療を受けている患者数が９万人以上と急増しており、ここでも安易な双極性障害診断という問題が浮上

表2　うつ病診療再構築の必要性

○DSM の訳語再考の必要性
−DSM の disorder とは一体何か
−従来のうつ病概念と混同されやすい大うつ病性障害（major depressive disorder）
・訳は“憂うつ症”が妥当か
○メランコリー型うつ病の再構築
−治療に結びつくうつ病診断再構築の必要性
・新たなメランコリー型と非メランコリー型のうつ病の区別
○適切な why（心理・力動的アプローチ）/ what（記述・操作的アプローチ）バランスの回復
○狭い意味での医学モデルへの回帰
−パンクするうつ病医療
・精神医療においてもトリアージの考え方が必要

している。

Ⅵ　うつ病診療再構築の必要性

われわれは今やうつ病診療再構築をすべき重大な岐路に立っていると考えられる。そのためにはDSMのうつ病の訳語の再考の必要性と、メランコリー型うつ病概念の再構築、心理力動的アプローチと記述的操作的アプローチのバランスの回復、狭い意味での医学モデルへの回帰などが必要であろう（表2）。

操作的な診断基準による大うつ病の訳語としては、中国における訳語である「憂うつ症」が妥当であろう。病因論なきうつ病診断が行われている今日、メランコリー型うつ病概念の再構築が必要である。治療に結びつくうつ病診断として、新たなメランコリー型うつ病と非メランコリー型うつ病の区別が必要な時代となっている。

さらに一種の思考停止を起こさせる操作的なうつ病診断に、心理・力動的アプローチ（why）と記述的・操作的アプローチ（what）のバランスの回復が必要である。うつ病発症の背景となる心理社会的な要因を考慮しない治療はナンセンスである。

現在多くの精神科診療所がうつ病患者であふれ、新規の患者の診療が困難な状況になっていることが指摘されている。パンクするうつ病医療において狭い意味での医学モデルへと回帰し、うつ病診療においてもトリアージ、すなわち緊急性に応じた振り分けの考え方の導入が必要な時代となっている。

Ⅶ　おわりに

多様なうつ病患者が訪れる今日、新たな回復のモデルが必要となっている。すなわち様々な抗うつ薬やうつ病治療はうつ病患者の回復プロセスの促進の引き金となり、回復軌道に乗せる役割を果たすものである。[6]軽症のうつ病患者に対しては、認知療法だけでなく、行動賦活や問題解決技法などの非薬物療法の果たす役割が大きい。ここに述べたようにＳＳＲＩなどの新規抗うつ薬の登場が直接的、間接的に今日のうつ病患者急増をもたらしたことは否定できない。しかしながら、重症のうつ病に対してはベネフィットがリスクを上回ることは間違いないが、軽症のうつ病に対しては、抗うつ薬はリスクがベネフィットを上回ることを認識すべきであろう。われわれは再びヒポクラテスの誓いを思い起こすべきであろう。すなわち「私は能力と判断の限り患者に利益すると思う養生法をとり、悪くて有害と知る方法を決してとらない」。

文献

(1) Barbui, C., Furukawa, T.A., Cipriani, A.: Effectiveness of paroxetine in the treatment of acute major depression in adults: a systematic re-examination of published and unpublished data from randomized trials. CMAJ, 178(3): 296–305, 2008.

(2) Goodman, W.K., Murphy, T.K., Storch, E.A.: Risk of adverse behavioral effects with pediatric use of antidepressants. Psychopharmacology, 191: 87–96, 2007.

(3) Kirsch, I., Deacon, B.J., Huedo-Medina, T.B. et al.: Initial severity and antidepressant benefits: a meta-analysis of data submitted to the food and drug administration. PloS Medicine, 5: 260–268, 2008.

(4) Moncrieff, J., Cohen, D.: Do antidepressants cure or create abnormal brain states? PLoS Medicine, 3: 931–965, 2006.

(5) Melander, H., Ahlqvist-Rastad, J., Meijer, G. et al.: Evidence biased medicine-selective reporting from

studies sponsored by pharmaceutical industry: review of studies in new drug applications. BMJ, 326: 1–5, 2003.

(6) Stassen, H.H., Angst, J., Hell, D. et al.: Is there a common resilience mechanism underlying antidepressant drug response? Evidence from 2848 patients. J. Clin. Psychiatry, 68(8): 1195–1205, 2007.

(7) Turner, E.H., Matthews, A.M., Linardatos, E. et al.: Selective publication of antidepressant trials and its influence on apparent efficacy. N. Engl. J. Med. 358(3): 252–260, 2008.

抗うつ薬による賦活症候群と自殺関連事象

I　はじめに

選択的セロトニン再取り込み阻害薬（selective serotonin reuptake inhibitor：SSRI）やセロトニン・ノルアドレナリン再取り込み阻害薬（serotonin-noradrenaline reuptake inhibitor：SNRI）は欧米の市場に導入されて30年以上、わが国でも10年以上が経過している。２００６年にわが国で３剤目のＳＳＲＩとなるセルトラリンが、２００９年にはミルタザピン、２０１０年にはデュロキセチンが上市され、新規抗うつ薬のラインアップがようやく海外並になる日は近いものと思われる。しかし、海外では多くのＳＳＲＩのパテントが切れ、ジェネリックの時代に突入している。このような現状から見ても、わが国の抗うつ薬の開発は海外に大きく遅れをとっているといわざるを得ない。

一方、欧米では頻用され使い慣れたはずのＳＳＲＩであるが、最初のＳＳＲＩ登場から30年以上の年月を経て、新たな有害事象が注目を集めた。２００３年の英国におけるパロキセチンの小児への投与禁忌の措置を受けて、同年わが国でもパロキセチンの18歳未満のうつ病への投与を禁忌とする措置がとられたことは記憶に新しい。これは、ＳＳＲＩをはじめとする抗うつ薬が自殺を引き起こす可能性があるという見解に基づいたものである。それに伴い、抗うつ薬、特にＳＳＲＩによる賦活症候群（activation syndrome）という新たな副作用の存在が確認された。その後、国内外における投与禁忌措置は解除されたが、添付文書上に自殺関連事象に関する警告文の記載が義務づけられている。

今日でも、抗うつ薬、特にＳＳＲＩが自殺を惹起するか否か、多方面から検討され、報告されているが、一致した見解が得られていないのが現状である。その議論の多くは抗うつ薬と自殺の関連に集中し、自殺関連事象に関与し得る賦活症候群自体に関してあまり言及されていないのも現状である。

ここでは、賦活症候群に関する今日の知見と、抗うつ薬と自殺の関連に関する種々の報告を紹介し、この問題を整理してみたい。

Ⅱ　抗うつ薬による自殺関連事象の最初の報告から今日までの動向

１９９０年にタイチャーら[27]は、本邦未承認のＳＳＲＩであるフルオキセチン投与により自殺念慮が出現した6症例を報告した。6例ともフルオキセチン投与開始2週間から7週間後に持続的で強迫的な自殺念慮が出現し、フルオキセチン投与中止後も3日から3カ月にわたり希死念慮が持続した。また6例ともフルオキセチンによる治療開始時には自殺念慮を認めておらず、過去に他の向精神薬の投与で自殺念慮が出現したことはなかったことから、これらの自殺念慮出現はフルオキセチン投与が関与したものと推測された。

この報告を契機に、抗うつ薬、特にSSRIによる自傷他害の出現の可能性が英米を中心に議論されるようになった。さらに海外では、特に若年者を中心に、SSRIやSNRIを服用中の自傷や他害による訴訟問題が次々と起こり、問題となった。それらのケースの共通項として、これまで自殺未遂の既往がなかったこと、服用の開始後比較的初期に起こったこと、多くがプライマリケア医により処方されていたことなどが見出された。[26]

こうした事態を受け、米国食品医薬品局（FDA）や英国医薬品医療機器庁（MHRA）は調査に乗り出した。その結果、2003年6月10日に英国でパロキセチンの小児うつ病への投与を禁忌とする措置がとられ、同年8月12日には、英国に次いでわが国でも同様の措置がとられた。さらに2003年9月9日にMHRAは、SNRIであるベンラファキシンにおいても英国において同様の措置をとった。MHRAはその後、他のSSRIに関しても安全性の評価を行い、同年12月10日、セルトラリン、シタロプラム、エスシタロプラムの18歳未満のうつ病に対する使用を禁忌とし、フルボキサミンは使用を推奨しないとした。フルオキセチンは唯一、小児のうつ病に対する有効性が自殺関連事象のリスクに優るという結論が得られ、使用制限措置の対象にはならなかった。

ＦＤＡも独自に調査を行った結果、２００３年10月27日に、ＳＳＲＩ、ＳＮＲＩを含む８製剤の抗うつ薬は小児うつ病患者における自殺関連事象の出現を増加させる可能性があると発表し、さらに２００４年３月22日に、米国で承認されている10製剤のＳＳＲＩやＳＮＲＩにより、成人においても病状悪化や自殺関連事象の発現の危険性があることを発表した。これらの米英の報告を受けて、わが国でも２００４年５月にフルボキサミンやミルナシプランの添付文書上に「18歳未満の患者に投与する際は、リスクとベネフィットを考慮すること」といった追記を行うことが課せられた。ＦＤＡはさらに調査を重ね、２００４年９月16日に、三環系抗うつ薬（tricyclic antidepressant：TCA）を含む全ての抗うつ薬32製剤において、小児および青年期の患者に自殺関連事象のリスクがあることや、投与時の諸注意を記した黒枠警告（black-box warning）を添付文書に記載し、注意喚起することを命じた。

一方、ＭＨＲＡよりパロキセチンの安全性に関して審査を依頼されていた欧州医薬品審査庁（ＥＭＥＡ）は、パロキセチンと自殺関連事象出現との関連性は見出されたものの、リスクとベネフィットのバランスは好ましいという結論を示した。よって、ＥＵの統一措置として特別な注意喚起を行うこととなり、２００５年４月、英国で小児うつ病への投与が禁忌とされていた全ての抗うつ薬が禁忌から警告に置き換えられた。

これらの海外での調査結果を踏まえた上で、わが国でも、２００６年１月には全ての抗うつ薬の添付文書に警告文の記載が命じられ、２００６年２月にはパロキセチンの小児うつ病への投与禁忌措置が解除された。[20][29]

Ⅲ　賦活症候群という新しい認識

この一連の動向の中で、ＦＤＡの諮問委員会は２００４年２月、自殺関連事象のみではなく、自殺関連事象につながる可能性のある前駆症状も含めて広く検討した。その中で、抗うつ薬により起こり得る一連の中枢刺激症状を「activation syndrome」と表記し、同年3月22日付のトークペーパーにて注意喚起を行っている。これが今日いわれる賦活症候群を定義した最初の報告である。このＦＤＡが示した賦活症候群の10症状を表1に示す。

しかし、これらの中枢刺激症状の存在は以前より指摘されていた。イライラ症候群（jitteriness）と呼ばれる抗うつ薬による不眠、不安、焦燥感などの出現は以前から知られており、[25]ＳＳＲＩ服用患者の少なくとも

表1　賦活症候群の症状

○不安	○敵意
○焦燥	○衝動性
○パニック発作	○アカシジア
○不眠	○軽躁
○易刺激性	○躁状態

FDA トークペーパーより引用

10～20％に出現するといわれていた。[19]ビーズリー[1]は１９８８年に、フルオキセチン投与でコカインやアンフェタミン刺激に似た中枢刺激症状が出現することを報告している。そこでは中枢刺激薬ないし中枢刺激症候群（stimulant, stimulation syndrome）と表現されており、フルオキセチンとプラセボ投与による易刺激性や不安、焦燥、不眠の発現率がそれぞれ38％と19％であったと報告している。その報告に対して、１９９４年にブレギンら[2]は、もしベンゾジアゼピンを併用していなければ、それらの症状はさらに高率に発現したであろう、と指摘している。さらに、アカシジアや多幸、躁状態などの症状を呈した症例を加えると、その発現率はさらに増大したのではないかと述べている。この中でブレギンらは、これらの症状を称して、賦活症候群と表記している。

ＦＤＡの示した賦活症候群とは、これらの比較的軽症のイライラ症候群から自傷行為に至るまでの重症なものまでを含んだ定義であり、それは抗うつ薬の副作用の一つ、つまり抗うつ薬による行動毒性であるという認識である。

1　賦活症候群の徴候

ブレギン[3]は抗うつ薬による行動毒性の特徴として、以下の６点を挙げている。

①発症が急で、急激に悪化する自己あるいは他者に対する強迫的な攻撃性

②最近（特に2カ月以内）薬物の使用を開始、あるいは用量の変更や他の中枢作用のある薬物の追加
③他の中枢性副作用が存在（アカシジアやその他易刺激性から激越うつ、躁などの一連の刺激症状）
④非常に暴力的かつ奇怪な思考や行為
⑤強迫的で容赦のない制御不能な思考や行為
⑥起因薬剤の投与終了により精神状態が著しく改善

またブレギン[3]は、抗うつ薬により生じる可能性のある攻撃性を伴う行動として、以下の4点を挙げている。

①一連の中枢刺激症状（不眠、神経過敏、不安、多動、易刺激性、脱抑制、誇大性、激越うつ、自殺傾向、躁状態）
②刺激と抑制の混合状態（基礎のうつ病が著しく悪化した状態であり、激越うつ病の状態で、自殺や暴力のリスクが高い）
③自己あるいは他者に対する攻撃の強迫的なとらわれ（基礎の抑うつ症状の悪化を伴うことが多

い）

④アカシジア（精神状態が悪化し、易刺激性、自己あるいは他者に対する攻撃性も伴う）

このような中枢刺激症状を主とする攻撃性を伴う行動毒性は、表１（21ページ）に示した賦活症候群の症状に一致するものであり、さらに以下に示すタイチャーら[28]が提示した自殺念慮出現の推定メカニズムにも合致する。その推定メカニズムとは以下の９項目である。

①希死念慮のあるうつ病患者を賦活
②うつ病が逆に悪化
③アカシジアの惹起
④パニックと不安の惹起
⑤躁状態や混合状態へのスイッチ
⑥重度の不眠の惹起、睡眠構築の阻害
⑦強迫的な自殺へのとらわれの惹起
⑧敵意を伴うボーダーライン状態の惹起
⑨脳波活動の変容の惹起

これらを総括して考えると、賦活症候群が自殺関連事象や他害の発現の危険性を高め得るものであることは想像にたやすい。

2　賦活症候群の発現頻度

賦活症候群の発現頻度として前向きに調査された報告はほとんどない。前述のイライラ症候群の出現率やビーズリーの報告を考慮すると、決して発現率の低い副作用とはいいがたい。

ヘンリーらは、ＳＳＲＩで治療を施した発達障害患者89例の診療録調査を行った結果、54％という高い割合で賦活症候群を呈し、そのうちの34・5％は賦活症候群のためＳＳＲＩ治療を継続できなかったと報告している。一方、わが国では原田らが診療録調査を行っている。東京女子医科大学病院精神科を初診し、抗うつ薬が投与された７２９例を対象に行われた後方視の診療録調査では、賦活症候群の発現率は４・３％と低い結果が示されている。これら相反する調査結果に関しては、対象群や年齢層など、諸条件の差異が顕著であり、一概に比較し得るものではない。また後方視的診療録調査では、賦活症候群の認識が不十分な時代の診療録も含まれることから、いずれにしても前方視的な調査を行わない限りは、その発現率は明確にされないものと思われる。

また、年齢別の発現頻度に関しては、既出のＳＳＲＩにおける二重盲検プラセボ対照比較試験結果をレビューしたセイファーらの報告[24]がある。これによると、賦活症候群や嘔吐は成人では少なく、小児では思春期の2～3倍多く、不眠や嘔気は年代間で出現頻度の差異はなく、眠気は小児ではまれで、成人に多いという結果が示されている。またSSRIの投与継続が困難になる理由としては、小児では賦活症候群や嘔吐が多く、思春期や成人では不眠や嘔気、眠気が多いとしている。

3　賦活症候群の発現メカニズム

賦活症候群の発現メカニズムは解明されておらず、いくつかの推論があるが、今日最も有力視されているのはセロトニン系の関与である。

一般的にアカシジアや焦燥は基底核のセロトニン2受容体が、不安やパニックは辺縁系のセロトニン2受容体が、睡眠は脳幹のセロトニン2受容体が関与しているといわれており、セロトニン2受容体刺激が高まることにより、これらの症状の出現が示唆される。またイライラ症候群もセロトニン2受容体の関与がその病因の可能性の一つであると考えられている。[25] SSRIをはじめとする抗うつ薬投与、あるいは投与量の増減により、セロトニン濃度が急激に変化することでセロトニン2受容体刺激が高まり、それぞれの賦活症状が発現するものと考えられている。さらにセロトニン・ニューロンは、ドパミン・ニューロンやノルアドレナリン・ニューロンの調節を行っている。[注1]よって急激なセロトニン濃度の変化や、抗うつ薬長期投与によるセロトニン受容体のダウンレギュレーションは他のモノアミン・ニューロンの異常活動を招き、各モノアミン由来の中枢刺激症状が発現するものと考えられる。

また、セロトニン・ニューロン以外のγ-アミノ酪酸（GABA）やアセチルコリン、グルタミン酸などを伝達物質とするニューロンの神経終末に存在するセロトニン1Bヘテロ受容体[注2]は、それらの伝達物質の放出を抑制することで衝動抑制に関与しているといわれている。よって、抗うつ薬長期服用によりセロトニン1Bヘテロ受容体のダウンレギュレーションが生じれば、遅発性の賦活症候群としての衝動性発現のメカニズムに関与していると推測されている[22]。このような推定メカニズムにより、FDAが示した賦活症候群の10症状のうち、不安や焦燥、パニック発作、不眠、アカシジアは比較的抗うつ薬の投与初期や用量変更時に起こりやすいと考えられ、易刺激性や敵意、衝動性は抗うつ薬長期投与時に見られる遅発性の症状として出現しやすいと考えられている。

注1　ダウンレギュレーション　下向き調節といい、生体の代償的な働きで、増加したセロトニンに反応して、徐々に受容体の数や感受性が低下することをいう。

注2　セロトニン1Bヘテロ受容体　ヘテロとは異種ということで、セロトニン・ニューロン以外のほかのニューロンに存在して、その神経伝達物質の放出を抑制する働きをしている受容体の一つである。

Ⅳ　抗うつ薬と自殺をめぐる論争

２００３年のパロキセチンの小児うつ病への投与禁忌措置から始まったこの抗うつ薬と自殺の関係をめぐる一連の動向は、投与禁忌措置の解除により収束したかのように思われたが、抗うつ薬が自殺を惹起するか否かの議論は未だ絶えることなく続いている。ことにＳＳＲＩが自殺率を上昇させるか否かがこの議論の焦点となっており、様々な視点からの調査報告がなされている。

１　ＳＳＲＩの処方率と自殺率の関係の調査

最近ではＳＳＲＩの処方率と自殺率の関係を調査した報告が多く見られる。まずそれらの年代別推移を見たものが多く報告されている。グリューネバウムら[9]は、１９８５年から１９９９年までの米国における抗うつ薬の処方率と自殺率の推移を調査し、ＳＳＲＩの処方率が10％増加すると自殺率が１・４％減少すると報告している。アイザックソン[15]は１９７９年から１９９６年までのスウェーデンにおける自殺率と処方率の推移を調査し、ＳＳＲＩの処方率の増加と自殺率の減少の関係を見出している。またカールスタインら[4]は、スウェーデンにおける１９７０年代と１９９０年代のそれぞれ３年間の自殺率と処方率を調査し、ＳＳＲＩの処方率が増加した１９９０年代の方が

１９７０年代に比較して自殺率が少ないという結果を示している。他国においても同様の結果が示された報告がいくつかある。一方、リーズランドら[23]は、ノルウエー、スウェーデン、デンマーク、フィンランドにおけるＳＳＲＩの処方率の増加と、ＳＳＲＩ登場以前の１９６１年から２００１年までの長期的な自殺率の推移を調査した結果、ＳＳＲＩ登場以前より自殺率は減少傾向にあり、ＳＳＲＩの登場が自殺率を減少させたとはいいがたいという報告をしている。

次に自殺率の地域差とＳＳＲＩの処方率の関係を調査した報告がある。ギボンズら[8]は、米国の全ての群におけるＳＳＲＩの処方率と自殺率を調査し、その結果、低所得の地域やＴＣＡの処方率の高い地域に自殺率が高いことを見出している。わが国では、張ら[5]が、都道府県別に自殺率とＳＳＲＩの処方率の推移を調査しており、自殺率が減少している都府県では、自殺率が増加している道府県に比べＳＳＲＩの処方量の増加率が有意に高いという結果を得ている。

他に、グリューネバウムら[9]は抗うつ薬の過量服薬という観点から調査を行っている。それによると、１９９８年時においてＳＳＲＩの処方率が52％、ＴＣＡの処方率が24％であったが、抗うつ薬の過量服用による致死率は、ＳＳＲＩでは４％であったのに対しＴＣＡでは86％であり、ＳＳＲＩの処方率の増加が致死率を減少させ、間接的に死亡率を低下させると報告している。

このようなＳＳＲＩの処方率と死亡率の相関を調査した報告の多くは、ＳＳＲＩは死亡率を増加させないという見解のものが多く見受けられる。

2　メタ解析

ＳＳＲＩが自殺率を増加させるか否かについて多くのメタ解析が行われている。ヒーリーら[12]は、ＳＳＲＩなどの抗うつ薬よる自殺関連事象の出現に関する報告を独自の方法でメタ解析を行い、自殺および自殺企図の出現率を示している。これによると、自殺関連事象の出現率は調査の対象となった全ての薬剤で1・28％であったのに対し、ＳＳＲＩ全体では1・53％であった。また薬剤別ではシタロプラムが2・38％、ミルタザピンが1・

表2　自殺関連事象の出現率

	自殺関連事象（％）
セルトラリン	0.44
パロキセチン	1.52
ネファゾドン	0.60
ミルタザピン	1.53
シタロプラム	2.38
フルオキセチン	0.91
ベンラファキシン	1.40
すべての薬剤	1.28
すべてのSSRI	1.53

文献(12)より改変して引用

表3　小児における薬剤別の自殺関連事象の危険率

薬剤	リスク比 大うつ病の臨床試験のみ	リスク比 すべての臨床試験
シタロプラム	1.37	1.37
フルボキサミン	−	5.52
パロキセチン	2.15	2.65
フルオキセチン	1.53	1.52
セルトラリン	2.16	1.48
ベンラファキシン	8.84	4.97
ミルタザピン	1.58	1.58

文献(10)より改変して引用

53％、パロキセチンが1・52％、ベンラファキシンが1・40％の順に高い出現率を示している（表2）。ファーガソンら[7]はSSRIとプラセボまたはSSRI以外の抗うつ薬との無作為化比較試験の702件の論文をメタ解析し、プラセボに対してSSRIは自殺関連事象の出現がオッズ比にして2・28と高いことを示している。しかし、TCAとSSRIでは有意差がなかったと報告している。

小児を対象としたプラセボ対照比較試験のメタ解析としては、ハンマードら[10]がSSRIを中心に薬剤別の自殺関連事象の危険率の比較を行ったものがある。これは24のプラセボ対照比較試験からコロンビア大学における自殺関連事象の分類に該当したものを取り上げてメタ解析を行っている（表3）。これによるとSNRIであるベンラファキシンが圧倒的にリスクが高く、うつ病以外においてはフルボキサミンのリスクが高くなっている。また、モスホルダーら[18]は小児の既遂や生命に関わるような重大な自殺関連事象に至ったものを取り上げてメタ解析を行っている。それによると、薬剤別の罹患率比は、シタロプラムが2・54、セルトラリンが2・52、パロキセチンが2・19、ベンラファキシンが1・18、フルオキセチンが0・88であった。

3　ケース・コントロール・スタディ

ジックら[16]は、1993年から1999年の間に英国でSSRIを処方された患者においてケー

表4　抗うつ薬別の自殺未遂、自殺既遂の危険性

	オッズ比	
薬剤	非致死的な自傷	完遂自殺
三環系抗うつ薬	1	1
SSRI	0.99	0.57
その他の抗うつ薬	0.99	0.80
パロキセチン	1	1
シタロプラム	1.01	−
フルオキセチン	0.94	0.42
フルボキサミン	0.73	−
セルトラリン	0.82	−

文献(17)より改変して引用

表5　抗うつ薬別の小児、成人の自殺関連事象発現の危険性

	オッズ比	
薬剤	6～18歳	19～64歳
抗うつ薬以外	1	1
抗うつ薬	1.52	1.10
SSRI	1.24	0.94
フルオキセチン	0.69	0.90
パロキセチン	1.36	1.07
セルトラリン	1.88	0.61
シタロプラム	1.68	1.07
フルボキサミン	0.91	2.03
三環系抗うつ薬	3.09	1.10
ベンラファキシン	2.33	1.21
ミルタザピン	1.64	1.18
ブプロピオン	1.07	1.04
トラゾドン	0.86	0.65
ネファゾドン	1.62	0.73

文献(21)より改変して引用

ス・コントロール・スタディを行い、自殺関連事象の相対危険度はドチエピンに対してアミトリプチリンは０・83、フルオキセチンは１・16、パロキセチンは１・29であり、ＳＳＲＩのリスクが高いという結果を示している。

一方、マルチネスら[17]は、英国のプライマリケアで抗うつ薬が処方された１４６０９５例のうち、自殺既遂者69例、自殺未遂者１９６８例についてケース・コントロール・スタディを行っている（表４）。この調査では、ＳＳＲＩは自殺関連事象発現の危険性が低いことが示されている。

オーフソンら[21]は、小児と成人別に抗うつ薬による自殺関連事象発現の危険性について、米国の医療補助を受給している低所得者を対象にケース・コントロール・スタディを行っている（表５）。これによると、抗うつ薬自体が自殺関連事象の発現を高める危険性はあるが、ＳＳＲＩが有意に高めるものではないことが示されている。薬剤別にみると、若年者ではＴＣＡで約３倍、ベンラファキシンで約２倍強リスクが高く、成人においてはフルボキサミンで約２倍リスクが高まることが示されている。

４　服用期間と自殺関連事象出現に関する調査

抗うつ薬を服用後に自殺関連事象出現のリスクが高まる時期についての調査報告もある。ディダムら[6]は、ニュージーランドにおけるＳＳＲＩと他の抗うつ薬の投与開始１２０日以内の自殺関連事象の出現率を調査し、その期間ではＳＳＲＩはＳＳＲＩ以外の抗うつ薬と比較して自殺、自傷の出現が２倍以上高いことを示している。前出のジックら[16]の報告でも、服用開始後の期間と自殺の関係について言及している。それによると、服用開始90日以上に比較して、30～89日では２倍、10～29日では５・１倍、９日以下では38倍自殺のリスクが高まると報告している。このように、自殺関連事象の出現は投与初期に多いという見解が多い。

以上、抗うつ薬、特にＳＳＲＩが自殺を惹起するか否かに関する種々の調査報告を紹介したが、その結果は様々で、未だ一致した見解に至っていない。これらの報告に対して、既存の臨床試験結果から抗うつ薬と自殺の関係を見出そうとしても、これまでの臨床試験は自殺の出現を調査目的として行われたものではないため、前向きな比較試験を行わない限りその関係性の解明は不可能であるという見解もある[13]。

これらの報告を総括してみると、ＳＳＲＩによる自殺率の増加の有無については未だ結論が出ていないのが現状であるが、今日の時点では概して「抗うつ薬は、自殺既遂率は増加させないが、自殺関連事象出現のリスクは増加させる」という見解になるであろう。

V　おわりに

抗うつ薬の新たな副作用である賦活症候群について概説し、今日盛んに調査が行われている抗うつ薬と自殺の関係をめぐる主な報告を紹介した。

賦活症候群に関しては、さらなる知見の集積が必要であるが、何より未だ臨床医に十分に認識されていないことが大きな問題であるといえよう。その症状から、元病、特にうつ病の悪化と間違ってとらえられたり、遅発性の場合は双極性障害やパーソナリティ障害などと誤診されてしまいがちであり、診断が遅れ、誤った対処がなされる可能性が高い。さらに、その症候学的特徴から、自殺関連事象や他害などに発展する危険性がきわめて高いため、抗うつ薬を使用する臨床医は賦活症候群に関する十分な知識をもち、治療に臨む必要がある。

抗うつ薬と自殺の関係については、抗うつ薬全体が自殺関連事象を惹起することは明らかにされてきているが、どの種類の抗うつ薬に、あるいはどの薬剤に高いリスクがあるか否かという結論には至っていない。最近では、「抗うつ薬全体に自殺関連事象発現のリスクがある」という結論づけがなされようとしている風潮があるように思われるが、抗うつ薬の種類別、薬剤別にそのリスクの差異があることは明確である。特にＳＳＲＩに関しては、非専門医にも広く用いられていることからも、自殺関連事象のリスクを抗うつ薬を種類別あるいは薬剤別に十分検討した上で、注意喚起を行っていく必要があるものと思われる。

文　献

(1) Beaseley, C.: Activation and sedation in fluoxetine clinical studies. Unpublished in-house document generated by Eli Lilly and Company during the FDA-approval process of Prozac for depression and obtained during discovery for Fentress v. Shay Communications et al. Fentress Trial Exhibit 70, 1988.

(2) Breggin, P., Breggin, G.: Talking back to Prozac: what doctors aren't telling you about today's most controversial drug. St. Martin's Press, New York, 1994.

(3) Breggin, P.R.: Suicidality, violence and mania caused by selective serotonin reuptake inhibitors（SSRIs）: A review and analysis. International Journal of Risk & Safety in Medicine, 16: 31–49, 2003/2004.

(4) Carlstein, A., Waern, M., Ekedahl, A. et al.: Antidepressant medication and suicide in Sweden. Pharmacoepidemiology and Drug Safety, 10: 525–530, 2001.

(5) 張賢徳、堤敦朗、藤田利治 他「日本の自殺の現状—とくに激増後（１９９８年以降）の変化とＳＳＲＩｓ処方の関係について」『精神科』８、３４７－３５１ページ、２００６

(6) Didham, R.C., McConnell, D.W., Blair, H.J. et al.: Suicide and self-harm following prescription of SSRIs and other antidepressants: confounding by indication. Br. J. Clin. Pharmacol., 60: 519–525, 2005.

(7) Fergusson, D., Doucette, S., Glass, K.C. et al.: Association between suicide attempts and selective serotonin reuptake inhibitors: systematic review of randomized controlled trials. BMJ, 19: 1–7, 2005.

(8) Gibbons, R.D., Hur, K., Bhaumik, D.K. et al.: The relationship between antidepressant medication use and rate of suicide. Arch. Gen. Psychiatry, 62: 165–171, 2005.

(9) Grunebaum, M.F., Ellis, S.P., Li, S. et al.: Antidepressants and suicide risk in the United States, 1985–1999. J. Clin. Psychiatry, 65: 1456–1462, 2004.

(10) Hammad, T.A., Laughren, T., Racoosin, J.: Suicidality in patients treated with antidepressant drugs. Arch. Gen. Psychiatry, 63: 332–339, 2006.

(11) 原田豪人、松本有紀子、案来大輔 他「抗うつ薬によるactivation syndrome」『第15回日本臨床精神神経薬理学会抄録集』１１０ページ、２００５

(12) Healy, D., Whitsker, C.: Antidepressants and suicide: risk-benefit conundrums. J. Psychiatry Neurosci., 28: 331–337, 2003.

(13) ヒーリー・D（田島治 監修、谷垣暁美 訳）『抗うつ薬の功罪—ＳＳＲＩ論争と訴訟』みすず書房、東京、２００５

(14) Henry, C.A., Steingard, R., Venter, J. et al.: Treatment outcome and outcome associations in children with pervasive developmental disorders treated selective serotonin reuptake inhibitors: a chart review. J. Child Adolesc. Psychopharmacol., 16: 187–195, 2006.

(15) Isacsson, G.: Suicide prevention – a medical breakthrough? Acta Psychiatr. Scand., 102: 113–117, 2000.

⒃ Jick, H., Kaye, J.A., Jick, S.S.: Antidepressants and the risk of suicidal behaviors. JAMA, 292: 338–343, 2004.

⒄ Martinez, C., Rietbrock, S., Wise, L. et al.: Antidepressant treatment and risk of fatal and non-fatal self harm in first episode depression: nested case-control study. BMJ, 330: 389–393, 2005.

⒅ Mosholder, A.D., Willy, M.: Suicidal adverse events in pediatric randomized, controlled clinical trials of antidepressant drugs are associated with acute drug treatment: a meta-analysis. J. Child Adresc. Psychopharmacol., 60: 25–32, 2003.

⒆ 野崎昭子、稲田俊也『抗うつ薬の副作用とその対策』樋口輝彦編「うつ病診療ハンドブック」メディカルレビュー社、東京、１７８–１９６ページ、２００２

⒇ 岡田俊「児童青年期における抗うつ薬の用量」『臨床精神薬理』９、６１５–６２２ページ、２００６

(21) Olfson, M., Marcus, S.C., Shaffer, D.: Antidepressant drug therapy and suicide in severely depressed children and adults. Arch. Gen. Psychiatry, 63: 865–872, 2006.

(22) Olivier, B.: Serotonin and aggression. Ann. N.Y. Acad. Sci., 1036: 382–392, 2004.

(23) Reseland, S., Bray, I., Gunnell, D.: Relationship between antidepressant sales and secular trends in suicide rates in the Nordic countries. Br. J. Psychiatry, 188: 354–358, 2006.

(24) Safer, D.J., Zito, J.M.: Treatment-emergent adverse events from selective serotonin reuptake inhibitors by age group: children versus adolescents. J. Child Adolesc. Psychopharmacol., 16: 159–169, 2006.

(25) 鈴木英二『セロトニンと神経細胞・脳・薬物』星和書店、東京、２０００

(26) 田島治『精神医療の静かな革命—向精神薬の光と影』勉誠出版、東京、２００６

(27) Teicher, M.H., Cole, J.O., Glod, C.: Emergence of intense suicidal preoccupation during fluoxetine treatment. Am. J. Psychiatry, 147: 207–210, 1990.

(28) Teicher, M.H., Glod, C., Cole, J.O.: Antidepressant drugs and the emergence of suicidal tendencies. Drug Saf., 8: 186–212, 1993.

(29) 辻敬一郎、田島治「抗うつ薬による activation syndrome」『臨床精神薬理』８、１６９７–１７０４ページ、２００５

日本の抗うつ薬開発は遅れている——海外との比較

Ⅰ　抗うつ薬、臨床試験、新ＧＣＰ、プラセボ対照試験

今日のうつ病薬物治療の治療指針やガイドラインのほとんどが、選択的セロトニン再取り込み阻害薬（selective serotonin reuptake inhibitor : SSRI）またはセロトニン・ノルアドレナリン再取り込み阻害薬（serotonin-noradrenaline reuptake inhibitor : SNRI）を第一選択としている。ＳＳＲＩやＳＮＲＩは有効で安全性に優れた抗うつ薬として、精神科専門医に限らず一般診療科においても広く用いられている。

現在、わが国ではＳＳＲＩが3剤、ＳＮＲＩが2剤使用可能である。欧米に10年の遅れをとり、１９９９年にＳＳＲＩであるフルボキサミンが上市され、２００１年にＳＳＲＩであるパロキセチンとＳＮＲＩであるミルナシプランが上市された。それから5年後の２００６年、3剤目のＳＳＲＩとなるセルトラリンが上市された。さらにその3年後の２００９年、フルボキサミンが上市されて10年目にノルアドレナリン作動性・特異的セロトニン作動性抗うつ薬（noradrenergic and specific serotonergic antidepressant：NaSSA）であるミルタザピンが上市された。また、ＳＮＲＩであるデュロキセチンは、２０１０年に上市された。

このような状況を見ると、わが国の新規抗うつ薬のラインアップは徐々に充実しつつあるように思われる。しかし、海外では現在、わが国では上市されていないＳＳＲＩであるフルオキセチン、シタロプラム、エスシタロプラムの３剤が、ＳＮＲＩであるベンラファキシン、デスベンラファキシンの２剤がすでに上市されており、さらに、わが国では今なお新薬と呼ばれているこれらの薬剤の多くがパテント切れとなり、ジェネリックの時代になっている。また、ＳＳＲＩやＳＮＲＩ、ＮａＳＳＡ以外の新規抗うつ薬の開発も進んでおり、その一部は認可され、上市されている。このような現状からすれば、わが国の抗うつ薬の開発は海外に比べ大きく遅れをとっているといわざるを得ない。

ここでは、今日のわが国における新規抗うつ薬の開発状況や、海外における新規抗うつ薬の認可状況を提示した上で、今日のわが国の抗うつ薬開発の問題点を示したい。

Ⅱ　今日のわが国の抗うつ薬開発状況

前述のＳＳＲＩやＳＮＲＩ、ＮａＳＳＡ以外でも、海外では種々の新規抗うつ薬が上市されている。モノアミン仮説に則った新規抗うつ薬としては、選択的ノルアドレナリン再取り込み阻害薬（selective noradrenaline reuptake inhibitor：NRIs）や可逆的・選択的モノアミン酸化酵素Ａ（ＭＡＯ-Ａ）阻害薬（reversible inhibitor of monoamine oxidase A：RIMA）、ノルアドレナリン・ドパミン再取り込み阻害薬（noradrenaline-dopamine reuptake inhibitor：NDRI）などがある。さらにはセロトニン・ノルアドレナリン・ドパミン再取り込み阻害薬（serotonin noradrenaline dopamine reuptake inhibitor：SNDRI ないし triple reuptake inhibitor：TRI）の開発も開始されている。

主な新規抗うつ薬およびセロトニン系抗不安薬の２００９年現在の国内外における承認状況を表1に示す。このように、わが国の新規抗うつ薬のラインアップは海外に比較して乏しいことがうかがえる。また、海外では上市されているが、わが国では未承認の新規抗うつ薬の２００９年現在の開発状況を表2に示す。10製剤のうちすでに6剤は開発中止あるいは未開発であり、残りの薬剤がうつ病の適応症で上市されれば、辛うじて諸外国並みに抗うつ薬の選択肢が広がったといえるであろう。

わが国では未承認であるが、すでに海外で上市されているＳＳＲＩやＳＮＲＩ、ＮａＳＳＡ以外の新規抗うつ薬について概説する。

承認状況（2010年現在）

中国	韓国	タイ	インド	マレーシア	ブラジル	南アフリカ	種類
○	○	○	○	○	○	○	SSRI
○	○	○	○	○	○	○	SSRI
○	○	○	○	○	○	○	SSRI
○	○	○		○	○	○	SSRI
○	○	○		○	○	○	SSRI
○	○	○	○	○	○	○	SSRI
○				○			SNRI
○	○	○	○	○	○	○	SNRI
							SNRI
○	○	○		○	○	○	SNRI
○	△		○	○	○		NRIs
○	○	○		○		○	NRIs
	○	○		○	○		RIMA
○	○	○		○	○	○	NaSSA
○	○	○	○	○	○	○	NDRI
／	／	／	／	／	／	／	SARI
○	○	○	○	○		○	SARI
○	○	○	○		○	○	セロトニン系抗不安薬
○							セロトニン系抗不安薬

NRIs：選択的ノルアドレナリン再取り込み阻害薬
RIMA：可逆的・選択的モノアミン酸化酵素阻害薬
NaSSA：ノルアドレナリン作動性・特異的セロトニン作動性抗うつ薬
NDRI：ノルアドレナリン・ドパミン再取り込み阻害薬
SARI：セロトニンアンタゴニスト・セロトニン再取り込み阻害薬

表1　抗うつ薬、セロトニン系抗不安薬の

薬品名	日本	アメリカ	カナダ	イギリス	フランス	イタリア	ドイツ	オーストラリア	ロシア
フルボキサミン	○	○	○	○	○	○	○	○	○
パロキセチン	○	○	○	○	○	○	○	○	○
セルトラリン	○	○	○	○	○	○	○	○	○
フルオキセチン		○	○	○	○	○	○	○	○
シタロプラム		○	○	○	○	○	○	○	○
エスシタロプラム		○	○	○	○	○	○	○	○
ミルナシプラン	○	○			○				○
ベンラファキシン		○	○	○	○	○	○	○	○
デスベンラファキシン		○							
デュロキセチン	○	○	○	○	○	○	○	○	○
レボキセチン				○		○	○	○	○
アトモキセチン*	○	○	○	○	○	○	○	○	○
モクロベミド			○	○	○		○	○	○
ミルタザピン	○	○	○	○	○	○	○	○	○
ブプロピオン		○	○	○	○	○	○	○	○
ネファゾドン		○	△	△		△	△	△	／
トラゾドン	○	○	○	○	△	○	○		○
ブスピロン		○	○	○	○	○	○	○	
タンドスピロン	○								

*アトモキセチンはすべての承認国においてADHDの適応症のみ
○：承認（うつ病以外での承認も含む）
△：承認後発売中止、または未発売
／：不明
SSRI：選択的セロトニン再取り込み阻害薬
SNRI：セロトニン・ノルアドレナリン再取り込み阻害薬

表２　わが国における海外既承認の抗うつ薬の開発状況

（2010年現在）

薬剤	開発状況	種類
フルオキセチン	（開発中止）	SSRI
シタロプラム	（開発中止）	SSRI
エスシタロプラム	フェーズ Ⅲ	SSRI
ベンラファキシン	（開発中止）	SNRI
デスベンラファキシン	フェーズ Ⅲ	SNRI
デュロキセチン	（2010年上市）	SNRI
レボキセチン	（未開発）	NRIs
モクロベミド	（開発中止）	RIMA
ブプロピオン	フェーズ Ⅲ	NDRI
ネファゾドン	（開発中止）	SARI

（「種類」の略語は表１参照）

１　ＮＲＩｓ

ＮＲＩｓは選択的にノルアドレナリンの再取り込みを阻害する作用を有しており、選択的にセロトニンの再取り込みを阻害するＳＳＲＩと対局をなす薬物であり、レボキセチンとアトモキセチンが知られている。[4][5] アトモキセチンは海外では注意欠陥多動性障害（ＡＤＨＤ）の適応症のみで上市されており、わが国でも２００９年に小児期におけるＡＤＨＤの適応症で上市された。レボキセチンは海外ではうつ病の適応症ですでに49カ国で上市されているが、現在わが国ではレボキセチンの臨床試験は行われておらず、わが国での抗うつ薬としてのＮＲＩｓの登場は期待できないものと思われる。また海外では、レボキセチンの光学異性体であるエスレボキセチンが繊維筋痛症の適応症で開発されていたが、現在は全ての国で中止されている。

2　RIMA

モノアミン酸化酵素阻害薬（monoamine oxidase inhibitor：MAOI）の欠点を補うべく開発された抗うつ薬がRIMAである。MAOIはそもそもノルアドレナリンやセロトニン、ドパミンを分解する酵素MAOを阻害する薬剤であるが、その副作用や副作用防止のための食事制限のため繁用されることはなかった。MAOIはMAO-AとMAO-B両方のアイソザイム[注]に対して非可逆的な阻害作用を有しており、これが重篤な副作用の原因であった。RIMAは可逆的にMAO-Aのみを阻害するため、高血圧などの副作用は生じず、食事中のチラミンの影響を受けることもない。[4][5][8] RIMAではモクロベミドがすでに欧州を中心に34カ国で上市されているが、わが国では現在開発中止となっている。

3　NDRI

NDRIはノルアドレナリンとドパミンの再取り込み阻害作用を有する薬剤である。ドパミンはノルアドレナリン再取り込みにより不活化されるため、ドパミントランスポーターがほとんどない前頭葉において、そのドパミン再取り込み阻害作用によりドパミン神経伝達を増強すると考えられ

注　アイソザイム　生体内で物質の代謝反応を触媒する酵素には異なるタンパク質を有するものが存在している。こうした一群の酵素サブタイプをアイソザイムという。

ている。[8] ブプロピオンは代表的なＮＤＲＩであり、抗うつ薬として以外にも、ニコチン依存の治療薬としても用いられている。わが国では禁煙補助剤としての開発は中止されているが、うつ病の適応症で臨床試験が行われており、現在フェーズⅢの段階である。

４　ＳＡＲＩ

新規抗うつ薬ではないが、セロトニン受容体アンタゴニスト作用と弱いセロトニン再取り込み阻害作用を有するセロトニンアンタゴニスト・セロトニン再取り込み阻害薬（serotonin antagonist/reuptake inhibitor：SARI）も比較的新しい抗うつ薬として用いられている。わが国ではトラゾドンがすでに上市されているが、ネファゾドンは開発中止となっている。ネファゾドンは欧米を中心に広く用いられていたが、肝障害の副作用のため多くの国で発売中止となっている。

Ⅱ　日本の臨床試験の問題点

１９９７年のわが国における医薬品の臨床試験の実施に関する基準（ＧＣＰ）の改定に伴い、わが国の臨床試験のあり方は飛躍的な変化を遂げた。[注] 新ＧＣＰの理念は、⑴治験審査委員会（ＩＲＢ）の構成メンバーとして医師以外にも一般市民や法律の専門家を参加させることで試験プロトコールを厳密に審査すること、⑵薬事法に基づいた形で試験期間中においても定期的にモニタリングを行い、監視機能を高めることで試験の質を担保すること、⑶臨床試験の詳しい説明や文書によるインフォームド・コンセントを確保し、倫理的な側面から被験者の人権を厳守することを三本柱としている。また、この新ＧＣＰは海外との新薬の開発や審査のあり方を協調させ、データの国際的な相互利用を推進し、審査の迅速化と研究開発の促進を目的としており、これに伴いわが国の臨床試験の質は改善し、有効性や安全性についての試験結果に対する信頼性も高まってきている。

このように、わが国の臨床試験の制度は、海外と足並みをそろえ、充実してきていることは事実である。しかし、現実には先に示した抗うつ薬の開発状況からも示されるように、新薬の開発は海外に比べて大きく遅れをとっている。そこにはわが国の臨床試験施行を困難にさせる様々な問題点が存在することは否めない。最終的に新薬を認可する行政側の事情は知る由もないが、ここでは実

注　新ＧＣＰ　１９６４年に世界医師会はヒトを対象とするすべての試験に関するヘルシンキ宣言を採択した。わが国では、１９８３年に厚生省が「新薬の臨床試験に関する専門家会議」を設置し、１９８９年に医薬品の臨床試験の実施基準（ＧＣＰ）を制定した。１９９１年以降、日米ＥＵ医薬品規制調和国際会議（ＩＣＨ）が開催され、ＧＣＰの国際的な共通基準が討議されるようになり、１９９６年にはＩＣＨ-ＧＣＰが制定された。また、１９９６年にはわが国の薬事法が改訂され、薬事法の80条の2に、「治験は厚生労働省で定める基準に従わなければならない」ことが規定された。このような経緯を経て、わが国で１９９７年にＧＣＰが改訂され、今日の治験の実施基準である新ＧＣＰとして法制化され、現在用いられている。

際に治験を行う側と受ける側の観点からその問題点を検討してみたい。

1　被験者の立場から

抗うつ薬の開発の場合、その対象者はうつ病患者であるため、まず最初に問題となるのがインフォームド・コンセントの問題である。一般的に重症であればあるほど本人の同意能力は欠落するものと思われるが、その同意能力の有無の判定や、GCPで規定されている代諾者の選定に労を要する。また、年々複雑化する説明文書により、十分理解できる人や熟考する人が治験参加を辞退する傾向が見られてきているという。様々なリスクやプラセボが投与される可能性、これまでの治療薬のウォッシュアウトなどの説明を受けると、国民皆保険のわが国では健康保険下で既存の治療を確実に受けたいという心理が働くことは想像にたやすい。また、プラセボが組み込まれている臨床試験に同意する被験者はプラセボ反応率が高いという見解もある。このような要因により重症の被験者が治験から除外されやすく、効果の評価の偏りを招くおそれがある。近年では治験参加者を新聞や雑誌、インターネットなどのマスメディアで募集するようになってきており、このような募集方法も被験者の偏りを招くといわれている(6)。

2　治験担当医師の立場から

新ＧＣＰの大きな特徴であるが、治験の実施と医療上の責任は原則的には治験担当医師にある。新ＧＣＰ以前の治験は治験担当医師の臨床の片手間仕事のように行うことができたが、新ＧＣＰに基づいた治験では、被験者の選択からインフォームド・コンセントの取得、治療経過の中への治験の組み入れ、定期的な検査と評価、記録など、莫大な時間を要するため、その時間を日常診療の中に得られないのが現状である。[6]今日では治験の医学的判断を伴わない部分の業務を代行する臨床治験コーディネーター（clinical research coordinator：CRC、study coordinator：SC）が置かれ、日常の臨床に従事している治験担当医師の負担の軽減が図られつつある。

また、治験担当医師への報酬の問題も、医師側の治験へのモチベーションが高まらない理由の一つであるともいわれている。今日では治験に伴う費用は直接医療機関に支払われ、治験担当医師個人への還元についてはあくまでも任意であり、制定化されていない。これが、治験のエントリー率が国公立の医療機関では少なく、民間のクリニックで圧倒的に多いという現状に反映しているという指摘もある。[2]

３　プラセボ対照試験の問題

今日の抗うつ薬開発の臨床試験においてプラセボ対照試験は必須であり、わが国でも近年の新薬開発に際してその実施が求められている。抗うつ薬開発試験にプラセボ対照試験を組み込むことの科学的意義は実証されている。ウォールシュら[11]による、欧米で行われたうつ病を対象とした種々のプラセボ対照試験のメタ解析の結果でも、三環系抗うつ薬やＳＳＲＩはその有効性がプラセボに勝ることが示されており、プラセボ対照試験は新薬の有効性や安全性を知る上で不可欠であるとされている。

プラセボ対照試験の倫理性については議論が尽きない。ヘルシンキ宣言表明当初は「プラセボ対照試験は既存の証明された治療法がない場合に限って行ってよい」とし、これまで多くの疾患に対する臨床試験は実薬対照試験が行われてきた。しかし、２０００年の日米ＥＵ医薬品規制調和国際会議（ＩＣＨ）では被験者が死亡や回復不能な疾患にかかっているとき以外、プラセボ対照試験を行うことは非倫理的ではないという見解を示した。これに伴い、２００２年の世界医師会ワシントン総会で、ヘルシンキ宣言に「やむを得ない場合、科学的正当性に基づいた方法論的理由がある場合、予防や診断、治療方法の効率性や安全性の決定に必要な場合、プラセボ服用により患者が深刻または非可逆的な損害が生じないと考えられる場合においては、証明された治療法が存在しても倫理的にプラセボ対照試験を行ってもよい」という注釈が付加された。わが国ではプラセボ対照試験に対して非倫理的ととらえる傾向が強いが、今日の精神科領域の臨床試験におけるプラセボ対照試験の倫理性の考え方は、自殺の可能性を極力除外し、その場合の救済の方法を備えた慎重なプロトコールであれば問題ないとされている[2]。

わが国におけるプラセボ対照試験に対する認識を調査した報告がいくつかある。青葉[1]は２００３年に、日本臨床精神神経薬理学会の会員１５０名を対象にプラセボ対照試験に関するアンケート調査を行っている。その結果、約７割が「わが国の精神科領域でプラセボ対照試験を行うことが必要である」と回答している一方、約９割が「プラセボ対照試験施行は困難である」と回答し、その中の約２割が「プラセボ対照試験施行は不可能」と回答している。実施困難な理由としては、同意取得の難しさや病状の非改善、自殺のリスクなどが挙げられている。また、「プラセボ対照試験施行は不可能」と回答した理由として、約６割が「倫理的に問題がある」と回答している。吉村ら[12]は、抗うつ薬開発のプラセボ対照試験を実施している施設の治験実施担当医師にアンケート調査を行っている。その結果、９割以上の医者が「実薬対照試験に比べプラセボ対照試験では被験者のエントリーが困難、同意取得が困難、治験実施担当医師の心理的負担が増す」と回答している。また、「実薬対照試験に比べプラセボ対照試験では自殺の危険性が増すと思うか」という質問では、「思う」が35%、「わからない」が40%であった。このように、わが国の精神科領域におけるプラセボ対照試験の倫理性や安全性に対する強い懸念や、治験実施担当医師の負担の増加が、わが国のプラセボ対照試験に対する否定的な見解を招いているものと思われる。カーンら[7]は、実際にプラセボ対照試験が自殺の危険性を増すかどうかについて、米国食品薬品局（ＦＤＡ）のデータを用いて検討している。その結果、プラセボ群、治験薬群、実薬（既存薬）群において、臨床試験における自殺の頻度は0・4%、0・8%、0・7%、自殺企図の頻度は2・7%、2・8%、3・4%であり、プラセボ群と実薬群において有意差は認められていない。このような大規模な調査結果は、わが国の治験に関わる多くの医師の懸念に反して、プラセボ対照試験と自殺の危険性増加の関係について否定的な見解が多い。

プラセボ対照試験の問題点の一つとして、プラセボ反応性の問題がある。一般にうつ病のプラセボ反応率は30～40%といわれており[3]、また近年、その反応率が上昇し、実薬との差を見出すのが困難になってきているという指摘もある[9,10]。一方、近年ではきわめて低用量の実薬を含み、理論上ではまったく効果が期待できないシュードプラセボとの比較対照試験を組み込んでいる臨床試験がある。このシュードプラセボに対する見解としては、前述の青葉のアンケート調査[1]で「プラセボ対照試験は不可能」と回答した医師の6割が、「シュードプラセボによる比較試験は実施可能」と回答している。実際にシュードプラセボを用いた比較試験はプラセボ対照試験に比べ、治験担当医師の非倫理観が薄れ、被験者のインフォームド・コンセント取得も容易になるという。しかし、シュードプラセボはプラセボ反応率を高くしてしまう危険性が指摘されている[2]。プラセボ反応性が高まれば、その治験薬の有効性や安全性の判定に誤りが生じてしまうことはいうまでもない。

Ⅳ　おわりに

今日のわが国における抗うつ薬の開発状況と海外との承認薬剤の差異を示した。また、新規抗うつ薬の上市が少ないわが国の現状として、臨床試験の現場の問題とプラセボ対照試験に関する問題点を検討した。海外並みの法的な臨床試験制度は整ったものの、臨床試験の現場が追いつかない状況であることは否めない。

海外ではさらに、次世代の抗うつ薬としてニューキノロン受容体アンタゴニストやCRF（corticotropine-releasing factor）受容体阻害薬、プロゲステロン受容体拮抗薬などがモノアミン系以外の作用機序を有する新規抗うつ薬として期待され、開発されてきている。今日すでに海外から大きく遅れをとっているわが国のうつ病薬物治療であるが、さらに取り残されないためにも、臨床試験のスムーズな導入や施行を図り、よい薬をできるだけ早く臨床で用いられるようにする努力が必要である。

文献

(1) 青葉安里『第13回日本臨床精神神経薬理学会抄録集』弘前、54ページ、2003

(2) 青葉安里『臨床精神薬理』9、3-10ページ、2006

(3) Brown, W. A.: Neuropsychopharmacology, 10: 265-269, 1994.

(4) 樋口輝彦『うつ病の亜型分類』（樋口輝彦 他編）、日本評論社、1-12ページ、2003

(5) 樋口輝彦『臨床精神医学』33、269-273ページ、2004

(6) 風祭元『臨床精神医学』33、239-246ページ、2004

(7) Khan, A. et al.: Arch. Gen. Psychiatry, 57: 311-317, 2000.

(8) ストール・S・M（仙波純一 訳）『精神科治療薬処方ガイド』メディカル・サイエンス・インターナショナル、2006

(9) The European College of Neuropsychopharmacology: Eur. Neuropsychopharmacol., 5: 531-533, 1995.

(10) Uhlenhuth, E.H. et al.: Psychopharmacol. Bull., 33: 31-39, 1997.

(11) Walsh, B. et al.: JAMA, 287: 1840-1847, 2002.

(12) 吉村玲児 他『臨床精神薬理』9、23-28、2006

うつ病治療論――うつ病治療再考

I　はじめに

3年ごとに行われている厚生労働省の患者実態調査では、気分障害の診断で治療を受けている患者数の推計は2005年度の92万人から104万人と増加し、うつ病百万人時代が現実のものとなった。うつ病はいまやメンタルヘルスの本丸となっているが、なかなか治らない患者が急増しているのも事実で、うつ病の多様性やリワークが注目されている。さらに臨床家にとって重大な事実は、年間3万人以上の自殺者のうち7千人近くがうつ病と診断されていたにもかかわらず既遂している点である。マスメディアからも薬物偏重のうつ病治療の現状について批判が高まっているが、専門家の間ではうつ病の多様性や双極スペクトラムという視点すなわち患者側の要因を強調する声がほとんどである。

ここではうつ病治療再考ということで、症例も交えてうつ病治療の現状と課題、うつ病治療のゴールや回復について考えてみたい。

Ⅱ　うつ病治療の現状

なかなか治らないうつ病患者が急増しているが、その要因としてうつ病の多様性すなわち患者側の問題に原因を求める声が主流となっている。一つはわが国独自のいわゆる「新型うつ」を巡る議論である。もう一つが欧米で主流となっている双極性障害概念の広がり、すなわちソフト双極性あるいは双極スペクトラムという視点である。これに対して著者は、治療介入による長期化や遷延化という治療者側の要因を重視している。これには、うつ病は慢性の再発性疾患という考え方が広まり、治療ゴールなき治療が増加していることが大きく関与している。多剤大量投与による不安定化や双極スペクトラム化も現実の問題となっている（表1）。

表1　うつ病治療の課題

○治療が終わらない人が増加
ー疾患概念の変化
・慢性再発性
・長期化する推奨継続治療期間
ー治療介入による長期化、遷延化
・病人としての役割
・不安定化
・双極スペクトラム化
ーSSRI 離脱困難例の増加
○治療ゴールなき治療の増加

Ⅲ なかなか治らないうつ——多様なうつ病をどのように考えたらよいのか

多様なうつ病患者が受診するようになり、むしろうつ病の予後については悲観的な見方が大きくなってきている。はたしてそうであろうか。

ここでは、オランダの研究結果から考えてみたい。これはオランダ全土で7千人以上を対象にして行われた大規模なプロスペクティブな研究である。この結果を見ると、一般人口の大うつ病の回復までの期間の中央値は3カ月であった。すなわち50％は3カ月以内に回復し、76％は12カ月以内に回復していた。2年を超えても回復しない患者は20％であった。遷延するケースの予測因子としては重症度と前回エピソードの持続、反復エピソード、サポートの欠如、慢性身体疾患などが挙げられている。ごく最近の米国の研究でも同様の結果が示されている。こうした研究結果からも、うつ病が多様な症候群であることが示唆される。

ところで、わが国で通常行われているうつ病の理解と対応、すなわち休養と抗うつ薬、励まさないことを主眼とした支持的な対応が重視される、メランコリー親和型のうつ病の病態と対応は、わが国独特の理解と治療である。これは病前性格に準拠した病因論的な理解で、メランコリー親和型性格の人が対象喪失的なイベントに過剰適応し、心理的疲労現象、疲憊（ひはい）状態になったと考えるものである。いわゆる小精神療法の背景にある治療戦略は低下した心理的エネルギー水準を高めるというものである。すなわち心理的エネルギー水準の低下が顕著な例では鎮静が必要となり、中等度では休息が必要となる。これに対して、エネルギー水準の低下が軽度の場合にはむしろ賦活ないし活性化が自己回復力を高める方法である。このようにエネルギー水準の低下が軽度の場合には、休息が自己回復力を高めることにならない。

Ⅳ　なかなか治らないうつ病と多剤大量投与の弊害

笠原は、うつ病の病前性格として四つのタイプを挙げている。最初が神経質である。欧米では病前性格が問題にされることは少ないが、最近の研究では大うつ病に多い性格傾向として神経質が挙げられている。現在、うつ病治療の主流となっている選択的セロトニン再取り込み阻害薬（selective serotonin reuptake inhibitor：SSRI）は神経質を改善する薬物であり、治療反応性の指標となる。次が循環性格、3番目がメランコリー親和型性格である。笠原は、後天的に抑制された循環性格がメランコリー親和型性格と考えている。すなわち双極性を有するタイプである。4番目が最近話題の未熟型うつ病や逃避型うつ病、ディスチミア親和型うつの背景となる未熟性格ないし自己愛的な性格である。こうした比較的エネルギー水準の高いうつ、従来診断であれば反応性う

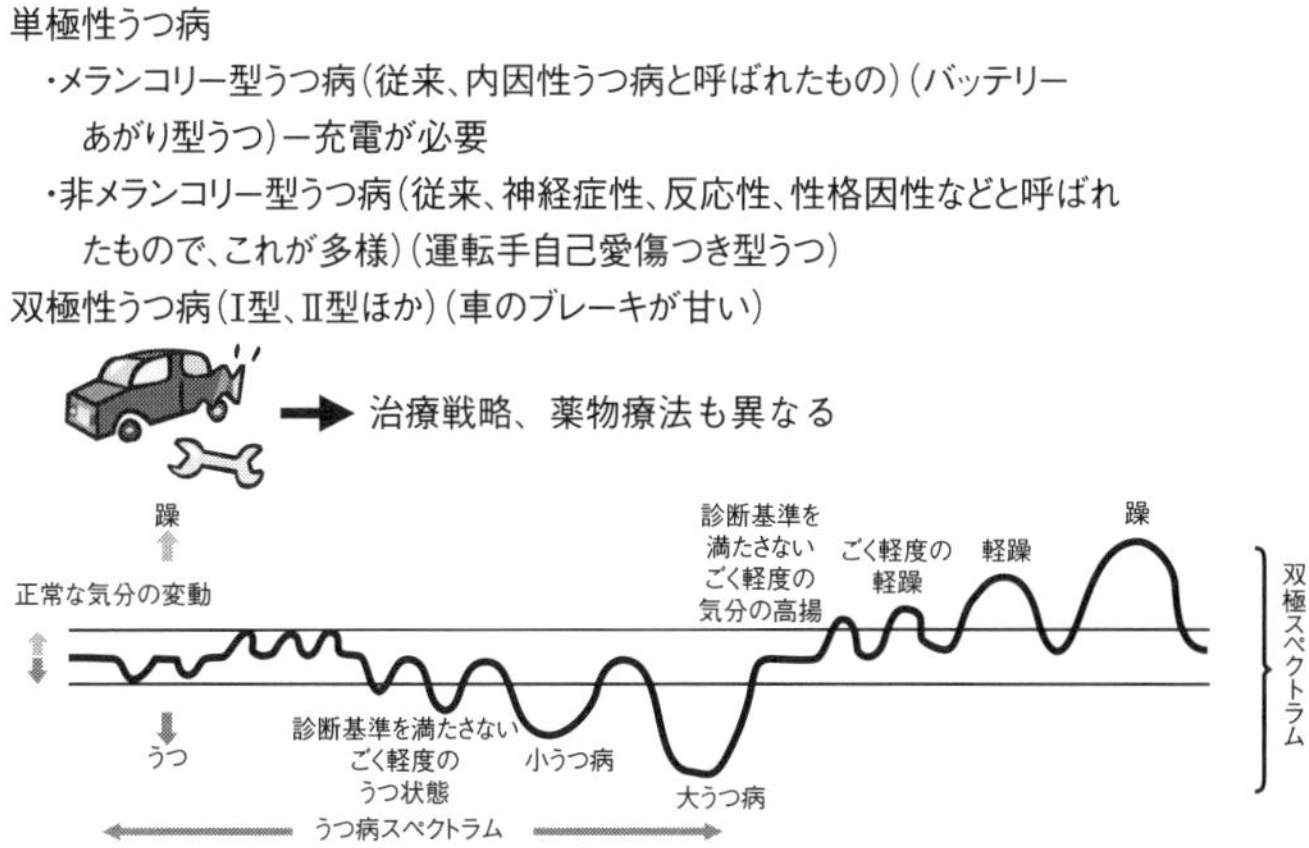

図1　うつ病はひとつの病気ではなく、病態、経過の異なるうつ症候群

つ、神経症性うつ病のケースには違った治療戦略が必要である（図1）。

いわゆる新型うつへの対応としては、心理面からのアプローチが欠かせない。症状の背景にある職場や学校など問題に対して現実的な解決方法を探る問題解決技法や、考え方や振る舞い方の歪みを変える認知行動療法などと共に、職場や学校の関係者を交えた相談による環境調整や援助体制も重要である。

ところで治療反応性に関与するのは横断的な病像か病前性格のいずれであろうか。内因性うつ病と反応性（神経症性）うつ病を鑑別し電気けいれん療法（ECT）や三環系抗うつ薬の反応性予測に用いられたニューカースル尺度からも明らかなように、薬物療法の反応性は横断的な病像を中心に総合的に判断すべきであろう。クーンも指摘しているように、適切に内因性の患者を選べば、イミプラミンの有効率は70％近いのに対して、その後の反応性、神経症性の患者を入れた試験では30％と低下しているが、これは最近のSTAR*D[注]の寛解率に近い。

しかし、多様なうつ病に対する画一的治療の弊害ともいえる多剤大量投与が現実の問題となっている。受診時50歳の男性会社員は48歳のときに息子の不登校がきっかけとなって発症し、抑うつと不眠を主訴に近医を受診した。筆者を受診時には何とか休まず通勤しているが、まったく仕事にならず降格させられ、土日はほとんど寝っぱなしの状態であった。初診時からリスペリドン2㎎、ブロムペリドール3㎎、ビペリデン1㎎、フルトニトラゼパム1㎎、イミプラミン25㎎、フルトプラゼパム2㎎／眠前、エチゾラム3㎎／頓用1日2回、イミプラミン75㎎、スルピリド300㎎、ブロマゼパム6㎎、ビペリデン3㎎／分3というものであった。3年かけて処方を漸減中止し、今は普通の人に戻って元気に働いている。

次の例も、うつが治らない、寝てばかりになるを主訴として転医してきた29歳の男性である。23歳のときに仕事のトラブルで頭痛、不眠、意欲低下が出現し近医を受診。退職し休養をとり改善。再就職したが意欲がなく、休日は寝てばかりであった。転医時の処方内容はアモキサピン150㎎、ブロマゼパム10㎎／分2、アミトリプチリン100㎎、アモキサピン75㎎、パロキセチン40㎎／夕1回、アミトリプチリン100㎎、フルニトラゼパム2㎎、ニトラゼパム10㎎／眠前という驚くべきものであった。薬物を3年かけて漸減中止し、すっきりして別人のようになった。

実は、欧米においてもＳＳＲＩを中心としたワンパターンの薬物療法が広がり、抗うつ薬と第二世代抗精神病薬の併用、多剤併用の増加と遷延例や治療抵抗例の急増が大きな問題となっており、治療視点の見直しともいえる認知行動システム分析精神療法（ＣＢＡＳＰ）などが話題となっている。うつ病の診断治療の見直しが行われている英国では、うつ病と診断される患者が減少する一方で、抗うつ薬の長期服用者が増加し、抗うつ薬の処方自体は増えている。

Ｖ　なぜ広がる双極性障害

治らず繰り返すうつ病患者が急増し、うつ病ばかりでなくボーダーライン的な気分変動まで含む気分障害全般をカバーする、双極スペクトラム障害の概念が、わが国を含め世界の専門家の注目を浴びている。無味乾燥なＤＳＭ診断に辟易している専門医は皆一度は双極性マニアになる。ここで問題となるのは典型的な双極Ⅰ型やⅡ型ではなく、診断の基準を満たさないごく軽い躁を伴う

注　ＳＴＡＲ*Ｄ　各種うつ病治療の効果を明らかにするために、４段階で実施された大規模な臨床試験。スポンサーによるバイアスを避けるため、アメリカの国立精神衛生研究所が実施し、ＳＳＲＩから開始して、効果が認められない場合は他の抗うつ薬への切り替えや、併用による効果増強、認知行動療法などが行われた。最初のＳＳＲＩで寛解したのが37％、４段階の治療全体としての寛解率は約70％であった。

特定不能の双極性障害や急速に変化する気分変動、若年発症で発揚（高揚）気質を伴ううつ病、抗うつ薬によって誘発された軽躁病と気分不安定化を伴ううつ病をどう考えるかである。双極性（bipolarity）の概念すなわち非躁病性双極性マーカーがブームとなり、適応外でのラモトリギンの処方も急増している。

これは遺伝負因、発症年齢が早いこと、エピソードの持続が3カ月以下でかつ10回以上、精神病像や産後のうつ、非定型病像、抗うつ薬による躁や軽躁の出現、発揚（高揚）気質の存在である。特に最近では反復性ということが重視されている。確かに双極性を有するうつ病患者では抗うつ薬に対する反応性が悪く、不安定化や賦活症候群（activation syndrome）などが生じやすく、治療に工夫が必要である。最近ではバルプロ酸が用いられることが多いが、ムードスタビライザー（気分安定薬）の基本はリチウムであり、筆者はリチウムを用いることが多い。

症例は現在39歳男性で、35歳のときに仕事の負担で頭痛や意欲低下、抑うつが出現。我慢していたが徐々に悪化し、何もやる気がなく外出も億劫（おっくう）になった。元来積極的で前向きな性格で発揚気質であった。パロキセチン20㎎で一時改善したが、その後、気分変動、いらつき感情の高ぶりが目立つようになった。父親に対し異常な怒り、攻撃が出現した。セルトラリン50㎎でも同様の症状が出現した。現在はリチウム４００㎎で安定している。

その一方で、双極スペクトラムの過剰診断も問題となってきている。現在38歳無職の男性がうつが治らないことを主訴に受診した。元来真面目な性格で、23歳時、仕事の人間関係のストレスで発症。倦怠感で起きられず、大量服薬による自殺企図があり入院。その後短期のアルバイトをしたが、ここ1年以上は微熱、倦怠、抑うつが持続し、一日中寝ている状態が続いていた。この時点でバルプロ酸ナトリウム８００mg、ミルナシプラン１００mg、クロナゼパム２mg、フルボキサミン50mgが投与されていた。数カ月かけて漸減終了し、現在は投薬なしで比較的スッキリとした状態となっている。

表２　双極性障害の拡大をどう考えるべきか

○双極スペクトラムの概念は臨床的に有用で魅力的
- 慎重な抗うつ薬の投与と適切な投与終了
- 長期の気分・生活リズムの安定化が目標に
- 休養よりもリズム調整・行動活性化

○しかし双極Ｉ型をモデルとした治療を盲目的に当てはめるべきではない
- したがって安易な診断は慎むべき
- 双極スペクトラムの薬物療法のエビデンスはない
- ムードスタビライザーの盲信は避ける（その定義はあいまい）
- 無期限の投薬は必要ない

　確かに双極スペクトラムの概念は臨床的に有用で魅力的である。しかし、双極Ⅰ型をモデルとした治療を盲目的に当てはめるべきではない。双極Ⅱ型や双極スペクトラムの薬物療法のエビデンスは乏しく、安易な診断やムードスタビライザーの盲信は慎むべきであり、無期限の投薬は必要ない。双極性を有するうつ病という診立ては有用で、慎重な抗うつ薬の投与と適切な投与の終了、リチウムの投与、長期の気分と生活リズムの安定化が目標となる。休養よりもリズム調整、行動活性化が必要である（表２）。

Ⅵ　多様なうつ病の回復のプロセスと治療の役割

多様なうつ病患者が受診する今日、臨床においては症状レベルだけでなく病因論的な診立てが欠かせない。薬物療法のゴールとは単なる寛解ではなく、回復力のある状態となって医者と縁が切れ、薬もやめられることである。抗うつ薬の効果は対症的であり、感情認知の神経メカニズムに作用して回復を促進し、エピソードを短縮するものである。こうした作用は健常者でも認められるものであり、向精神薬はある意味で脳に異常な状態を生じて効果を発揮しているという薬物心理学的な見方がリスクとベネフィットを考慮した診療には欠かせないと考える。無用な投薬はむしろ患者の回復を阻害し、仮性難治例を生み出すことになる（表3）。

表3　うつ病治療のゴールは

○寛解ではなく、回復である
○それには回復力のある状態になること
　・健康人のもつ幻想（healthy illusion）、なるようになる、まあなんとかなる（illusion of control）を取り戻すこと
○さらに大事なことは、まずは医者と縁が切れ、薬もやめられることである

1　薬物投与による仮性難治例

現在55歳の男性は、52歳時に仕事のストレスで発症し近医を受診した。当初は適応障害の診断で休職。その後もうつ状態が続き、復職を試

みるもうまくいかない。気分変動が目立ち、まったく意欲や自信がなく、寝てばかりの状態が続いていた。フルボキサミン150mg、ミルナシプラン75mg、リチウム600mg、トリアゾラム0・25mg、ブロマゼパム5mg、フルニトラゼパム3mgが投与されていた。半年以上かけて薬物を漸減終了とし、現在は日中寝ることもなく比較的元気に活動している。

2　SSRI誘発性アパシー症候群による仮性難治例

欧米でも、遷延例には女性が多いことが知られている。SSRIの薬理作用はある種の感情鈍麻を惹起することである。小児や高齢者では、前頭葉症候群用のアパシー症候群が予想以上に起こりやすいことが知られている。これはほとんど見逃されていることが多く、成人でも生じる。用量依存性で可逆性であり、減量中止で改善する（表4）。

表4　SSRI誘発性アパシー症候群 治療私案

○減量中止の基準
- 病前の社会適応良好
- 発症に明らかなネガティブライフイベント
- アパシーが主症状（「ジャマイカ」から「どうでもいい」に）
- うつが治らないことだけが悩み
- 家族のサポートが良好

○半年から1年かけて慎重に減量中止
- 慎重なアセスメント
- 本人家族への説明と理解
- 慎重な減量（それでも離脱症状はかなり出る）
- きめの細かいサポート
- 回復徴候の確認（アパシー改善の初期徴候）

症例は現在49歳の女性で、うつが治らないことを主訴に受診した。子どもの受験がきっかけで発症し、投薬を受けるも元気が出ず、ふさぎこんで何もできない状態が6年続いていた。処方はフルボキサミン125㎎、パロキセチン20㎎、アルプラゾラム0・4㎎、アリピプラゾール6㎎であったが、寝てばかりの状態が続いていた（一時メチルフェニデートも服用）。パロキセチンの漸減終了により強い離脱症状が出現したが、数カ月以上かけて薬物を中止した。現在は比較的スッキリした状態で、寝込むこともなく家事や外出をしている。

Ⅶ　おわりに

今や精神医療はクリティカルな状況に差しかかっている。気分障害診断の拡散により、過剰投薬のリスクが生じている。若年のうつ病診療には病因論的な診立ても必要であり、薬物誘発性の不安定化や薬剤性の気分障害は無視できない。うつ病の治療には回復力の視点が欠かせず、治療の終結を最大の目標とすべきであろう。

新しい薬物療法

I　はじめに

海外に大きな遅れをとりつつも、わが国でも徐々に新規抗うつ薬が開発されてきている。不安障害治療薬に関しては、まったくの新規抗不安薬の登場にはまだまだ時間を要するものと思われるが、一部の新規抗うつ薬が不安障害の第一選択薬として適応症拡大がなされてきており、うつや不安の薬物治療の選択肢は徐々に広がりつつある。

ここでは、抗うつ薬と不安障害治療薬の開発の歴史を踏まえた上で、今後の展望について概説し、新たに上市された、あるいは上市が期待される抗うつ薬の特性を紹介する。

Ⅱ　抗うつ薬と抗不安薬の歴史と展望

1　抗うつ薬

１９５０年代に開発されたクロルプロマジンは、初の統合失調症治療薬として大きな注目を集めた。その構造式を頼りに第二のクロルプロマジンを目指して開発されたイミプラミンは、統合失調症に対してまったく有効性を示さず、その開発自体があきらめられかけていたが、うつ病への有効性が発見され、三環系抗うつ薬（tricyclic antidepressant：TCA）として市場に出た。これを機に、次々とＴＣＡが開発されるようになり、うつ病の病態解明に向けた研究も盛んに行われるようになった。ＴＣＡはモノアミンを活性化させて抗うつ効果を発揮することから、今日のモノアミン仮説が誕生した。また、ＴＣＡはモノアミンの中でも主にセロトニンとノルアドレナリンの再取り込み阻害作用を有していることもわかり、うつ病の病態の中心はセロトニンにあるのか、ノルアドレナリンにあるのかといった論争が長らく続いていた。１９８０年代になり、セロトニン系への作用に特化した選択的セロトニン再取り込み阻害薬（selective serotonin reuptake inhibitor：SSRI）が登場したこともあり、うつ病の病態の中心はセロトニン系の異常にあると考えられるようになっていった。しかし重症のうつ病に対するＳＳＲＩの効果はＴＣＡに劣ることとな

表1　抗うつ薬の分類別に見る基本的なモノアミン増強作用

	SSRI	NRI	SNRI	NDRI	SNDRI	NaSSA
セロトニン	○		○		○	◎
ノルアドレナリン		○	○	○	○	◎
ドパミン			○	○		

○：再取り込み阻害による　◎：受容体遮断による
SSRI：選択的セロトニン再取り込み阻害薬
NRI：選択的ノルアドレナリン再取り込み阻害薬
SNRI：セロトニン・ノルアドレナリン再取り込み阻害薬
NDRI：ノルアドレナリン・ドパミン再取り込み阻害薬
SNDRI：セロトニン・ノルアドレナリン・ドパミン再取り込み阻害薬
NaSSA：ノルアドレナリン作動性・特異的セロトニン作動性抗うつ薬

どから、モノアミン仮説も、徐々にセロトニン中心から複数のモノアミンが関与するものと考えられるようになっていった。そこでセロトニン系とノルアドレナリン系の両方に作用するセロトニン・ノルアドレナリン再取り込み阻害薬（serotonin noradrenaline reuptake inhibitor：SNRI）が登場し、海外ではノルアドレナリン・ドパミン再取り込み阻害薬（noradrenaline dopamine reuptake inhibitor：NDRI）が開発され、さらにはセロトニン・ノルアドレナリン・ドパミン再取り込み阻害薬（serotonin noradrenaline dopamine reuptake inhibitor：SNDRI、ないし triple reuptake inhibitor：TRI）の開発も開始されている。また再取り込み阻害という作用機序を介さずにセロトニン系とノルアドレナリン系の活性化をもたらす noradrenergic and specific serotonergic antidepressant（NaSSA：わが国では「ノルアドレナリン作動性・特異的セロトニン作動性抗うつ薬」と訳される）なども開発された。これらのモノアミン仮説に基づいて開発された抗うつ薬が活性化させるモノアミンを表1にまとめる。その一方で、モノアミン仮説のみに頼った薬物治療への限界も指摘されるようになり、モノアミンから離れた薬物の開発も行われてきている。うつ病では視床下部―下垂体―副腎皮質（HPA）系の機能亢進が存在することは古くから知られており、corticotropine releasing hormone（CRH）1受容体遮断薬や糖質コルチコイド受容体遮断薬、ステロイド合成阻害薬など、HPA系の機能を抑制する薬物が抗うつ薬となり得るのではないかという考えのもとで開発が進められている。またうつ病の日内変動に着目し、睡眠覚醒リズムに関わるメラトニンに作用する薬物も抗うつ薬の候補物質になり得ると考えられ、メラトニン受容体作動薬の開発も進められている。

2　抗不安薬

1950年代にベンゾジアゼピン（BZ）系抗不安薬が登場し、それまで用いられてきたバルビツレート系薬剤やメプロバメート（meprobamate）に比べて、耐性を生じさせにくい安全性の高い薬物という評価のもと、BZ系抗不安薬は爆発的に臨床で普及していった。しかし、徐々にBZ系抗不安薬による依存形成や退薬症候などの存在が明らかになり、欧米では1970年代からその使用法に厳しい制限が設けられた。1980年代になり、抗うつ薬であるSSRIが種々の不安障害に有効であることがわかり、不安の脳内メカニズムの解明に向けた研究が盛んに行われるようになった。不安のメカニズムとして、ＢＺ系抗不安薬が作用するγアミノ酪酸（ＧＡＢＡ）系ニューロン以外にもセロトニン系ニューロンも関与していることが明らかになり、セロトニン1A受容体アゴニストであるセロトニン系抗不安薬も登場した。今日では、急性の不安に対してはＢＺ系薬剤が、慢性の不安に対してはＳＳＲＩが有効であると考えられており、不安障害の主たる治療薬はＳＳＲＩであり、ＢＺ系抗不安薬はあくまでも補助薬的な存在であると認識され、ＳＳＲＩの各種不安障害への適応症取得が次々となされてきている。さらに近年では、セロトニン系やＧＡＢＡ系以外の関与も考えられており、ＣＲＨやコレシストキニン（ＣＣＫ）、ニューロキニン（ＮＫ）などの神経ペプチド関連物質、他にも代謝性グルタミン酸（metabotropic glutamine：MGlu）受容体アゴニスト、σ受容体アゴニストなどの様々な物質が、不安障害治療薬の候補物質として研究および開発が進められている。

Ⅲ　うつと不安の新たな治療薬

今日のうつ病や不安障害の薬物治療には、様々なガイドラインやアルゴリズムが提唱されている。うつ病薬物治療では、おおむね第一選択薬はＳＳＲＩないしＳＮＲＩが推奨されている。また、不安障害の薬物治療においても、ほとんどがＳＳＲＩを第一選択とし、補助薬としてＢＺ系抗不安薬を使用するというのが一般的である。しかし、その第一選択薬とされるＳＳＲＩやＳＮＲＩは、海外に比較すると使用可能な薬剤は少なく、海外のガイドラインやアルゴリズムをそのままわが国に適応することができないのが現状である。

海外には大きな遅れをとりつつも、わが国でも徐々にうつや不安の治療薬が開発されてきており、上市への期待が高まってきている。抗うつ薬ではＳＳＲＩであるセルトラリンが２００６年に登場して以降、３年ぶりに新規抗うつ薬としてミルタザピンが上市された。また２０１０年にはＳＮＲＩであるデュロキセチンが上市され、さらにいくつかの薬物が臨床試験の終盤を迎えつつある。一方、不安障害治療薬に関しては、新たに上市された抗うつ薬が適応症拡大となる可能性はあるが、不安障害治療薬として近年中に上市が見込まれている新規の薬剤は残念ながらない。

ここでは、わが国で最近上市されたミルタザピンと、近年中に上市が見込まれている新規抗うつ薬、さらに上市に向けての開発が進められている抗うつ薬の特徴について概説する。

１　ミルタザピン[6][9]

２００９年９月に上市されたＮａＳＳＡと称される新しいタイプの抗うつ薬である。その作用機序は、まず、ノルアドレナリン神経終末に存在しノルアドレナリンの遊離を抑制しているα_2自己受容体に拮抗作用を示すことにより、ノルアドレナリンの放出が促進される。放出されたノルアドレ

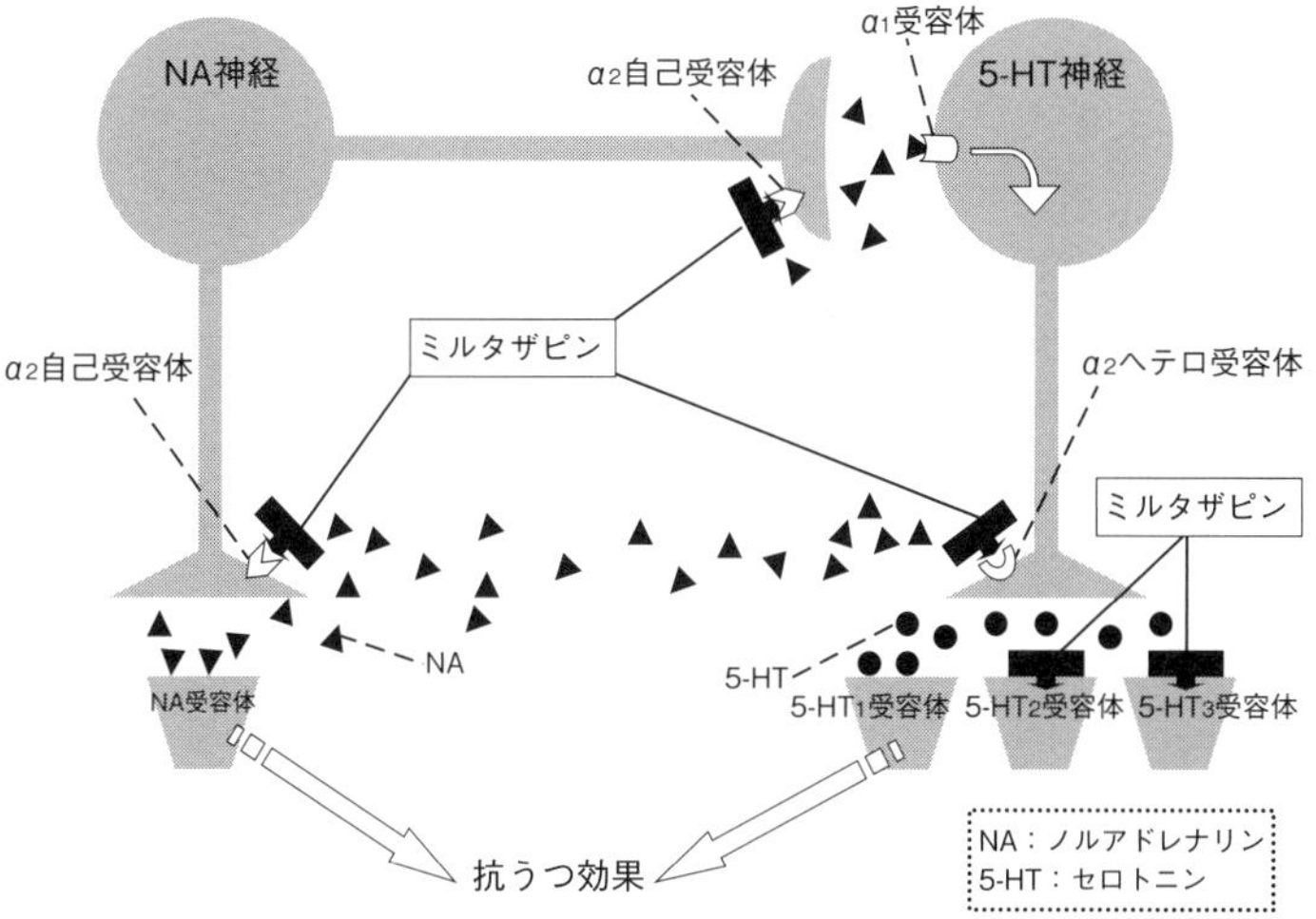

文献(11)より引用改変

図1　ミルタザピンの作用メカニズム

ナリンは後シナプスのノルアドレナリン神経を活性化させると同時に、セロトニン神経の細胞体に存在するα_1受容体を刺激し、セロトニン神経を活性化させる。さらに、セロトニン神経の前シナプスに存在しセロトニンの遊離を抑制しているα_2ヘテロ受容体に拮抗作用を示し、セロトニンの放出が促進される。また、セロトニン2およびセロトニン3受容体拮抗作用があるため、放出されたセロトニンはセロトニン1A受容体に作用しやすくなり、間接的なセロトニン1A受容体作動作用が高まり、後シナプスのセロトニン神経を活性化させる。このようにミルタザピンは再取り込み阻害作用を介さずにセロトニンとノルアドレナリンを活性化させる抗うつ薬であると考えられている。この作用メカニズムを図1[11]に示す。また、ミルタザピンは前頭前野のドパミン量を上昇させることもわかってきている。そのメカニズムとして、α_2受容体阻害作用やセロトニン1A受容体作動作用、セロトニン2C受容体阻害作用などによるドパミン神経活性、さらにはセロトニン2A受容体阻害作用を介したGABA介在神経活性抑制によるドパミン神経賦活などの関与が考えられている。このことから、ミルタザピンはセロトニンやノルアドレナリンのみならず、ドパミンも活性化させる抗うつ薬であるとも考えられている(10)。

抗うつ効果においては、種々の比較試験からTCAやSNRIであるベンラファキシンと互角、SSRIとは互角以上であるという結果が得られている。効果発現においては、SSRIよりも即効性があることが示されている。また重症うつ病への効果もTCAと同等であり、そのほか高齢者への有効性や安全性、再発防止試験による長期投与の有効性や安全性が認められている。また、セロトニン1A受容体作動作用を有していることから、不安障害への有効性も期待されている。これまでの臨床試験では外傷後ストレス障害やパニック障害、強迫性障害、身体表現性障害などへの有効性を示した報告もあるが、いずれも小規模な試験であり、うつ病以外への適応症拡大までには至っていない。

副作用としては、眠気や鎮静、食欲亢進、体重増加などはSSRIよりは多いが、SSRIやSNRI、TCAなどで問題となるその他の副作用の発現頻度は低いとされている。眠気や鎮静に

表2　SNRIのセロトニントおよびノルアドレナリントランスポーターに対する親和性（Ki値, nM）

	セロトニン	ノルアドレナリン
デュロキセチン	0.8 ± 0.04	7.5 ± 0.3
ミルナシプラン	123.0 ± 11.00	200.0 ± 2.0
ベンラファキシン	82.0 ± 3.00	2480.0 ± 43.0

文献(6)より改変

関しては、セロトニン2A受容体拮抗作用とヒスタミン1受容体拮抗作用が関与しているものと思われ、逆にその作用が睡眠障害への有効性を示しているものと考えられている。ＳＳＲＩで多く見られる消化器症状や性機能障害はほとんどなく、臨床試験でもプラセボと同等であった。また、ＳＳＲＩで性機能障害が出現した患者に、ＳＳＲＩ投与を継続したままミルタザピンを併用投与することで、性機能障害が改善したという報告もある。[13] これはミルタザピンのセロトニン2およびセロトニン3受容体阻害作用によるものと考えられている。

2　デュロキセチン[1][3]

２０１０年に上市され、わが国では2剤目となるＳＮＲＩであり、海外でも比較的新しい抗うつ薬である。先にわが国で上市されているＳＮＲＩのミルナシプランはノルアドレナリン再取り込み阻害作用がセロトニン再取り込み阻害作用に比較して強く、また、わが国では開発が中止されたベンラファキシンはセロトニン再取り込み阻害作用がノルアドレナリン阻害作用に比較して強い。一方、デュロキセチンはセロトニンとノルアドレナリンをほぼ同等に阻害し、しかも他のＳＮＲＩと比較して、それぞれのトランスポーターに対して高い親和性を有しており、阻害活性が明らかに高いことが示されている（表2）。

抗うつ効果に関しては、軽症から中等症のうつ病患者に対してはSSRIと同等であるが、重症例に対する効果はSSRIを上回ると考えられている。SSRIとの二重盲検比較試験の6試験結果を解析した研究では、ハミルトンうつ病評価尺度（HAM-D）スコアが15点以上のうつ病患者への有効性はSSRIと同等であったが、HAM-Dスコアが19点以上の重症患者では、SSRIと比較して有意差をもって有効性が示されている。[14] また効果発現の早さも認められており、これらのことから、デュロキセチンは速効性のある強い抗うつ作用を示す薬剤であると考えられており、重症うつ病にも有効で、うつ病治療の第一選択薬となり得る抗うつ薬として期待されている。[10] また、海外では全般性不安障害（GAD）や神経因性疼痛などの適応症も取得している。このほか適応症取得には至っていないが、注意欠陥多動性障害（ADHD）や緊張性尿失禁などへの有効性も指摘されている。

副作用に関しては、デュロキセチンに特化したものの報告はなく、他のSNRIやSSRIに準ずるものと考えられている。最も多い副作用は嘔気であるが、ベンラファキシンよりは少なく、SSRIと同程度であるとされている。

３　エスシタロプラム[2][7]

わが国では開発が断念されたＳＳＲＩであるシタロプラムの異性体（Ｓ体）である。シタロプラムの抗うつ効果は、このＳ体のみが有していることが動物実験によりわかっている。またシタロプラムのもう一つの異性体であるＲ体はＳ体のセロトニントランスポーターへの結合を干渉するとも考えられており、このＲ体が取り除かれたエスシタロプラムはシタロプラムより力価の高い抗うつ薬であると考えられている。セロトニンの再取り込み阻害能はシタロプラムの約5倍にあたるとされており、ＳＳＲＩの中では最もセロトニン選択性の高い薬剤である。エスシタロプラムは比較的効果発現が早く、重症うつ病に対しても効果を発揮するＳＳＲＩとして期待されている。海外ではうつ病の他にＧＡＤへの適応症が認められており、その他各種不安障害への有効性を示した報告もなされている。

エスシタロプラムはＳＳＲＩの中でも全般的に副作用が少ないＳＳＲＩであると考えられているが、肝代謝酵素のチトクロームＰ４５０（ＣＰＹ）２Ｃ１９で代謝されるため、日本人の約20％が代謝能が欠損、または著しく低いプア・メタボライザーとなるものと思われ、血中濃度が有意に上昇することが懸念される[12]。

4 デスベンラファキシン[5][8]

SNRIに分類されるベンラファキシンの活性代謝物であり、ベンラファキシンがCPY2D6によって代謝されたO-デスメチルベンラファキシンである。よって肝代謝の影響を受けず、直接グルクロン酸抱合で排泄されるため、薬物相互作用のない抗うつ薬として期待されている。ベンラファキシンと同等の力価をもっていると考えられており、おそらくベンラファキシンと同様にノルアドレナリンよりもセロトニンへの選択性が高く、SNRIの中でもSSRIに近い効果を発揮する抗うつ薬であると思われる。デスベンラファキシンは2008年にはじめて米国で上市された世界的にも新しい抗うつ薬であり、うつ病以外でどのような疾患に対する承認が得られるかは不明である。わが国では開発が中止されたベンラファキシンの海外での適応症は、うつ病の他、GADや社交不安障害（SAD）などがある。

5 ブプロピオン[5][8]

NDRIに分類され、欧米では古くから用いられている抗うつ薬である。1日3回投与の速放性製剤では有害事象としててんかん発作が認められたため、徐放製剤である1日2回投与のブプロピオンSRと、1日2回投与のブプロピオンXLが開発された。NDRIの特徴はノルアドレナリンとドパミン系の活性にあり、ブプロピオンはノルアドレナリンおよびドパミントランスポーターに対して高い親和性を有し、それぞれのKi[注]値は1・70および0・24μMであり[(4)]、共に強力な再取り込み阻害作用を示す。ブプロピオンの有するドパミン活性は他の抗うつ薬のそれより秀でており、TCAやSNRIでも前頭皮質のドパミン濃度を増加させることが知られているが、ブプロピオンは前頭皮質のみでなく、側坐核や線条体のドパミン濃度も上昇させることがわかっている。それゆえに億劫感(おっくうかん)や生き甲斐の喪失、アンヘドニアなどの改善効果が期待されている[(10)]。海外では主にSSRIやTCAで反応を示さない場合での次選択薬剤として、あるいはSSRIで改善不十分な場合の増強療法としての併用薬として用いられている。また海外では、ブプロピオンSRはニコチン依存に対する禁煙補助薬としても認可されている。

Ⅳ　おわりに

うつや不安の次世代の薬物治療を担う新規薬剤について概説した。薬剤選択の幅が広がることで、わが国のうつ病や不安障害の薬物治療がより充実してくるものと思われる。また、既存の抗うつ薬治療へ抵抗性を示す患者に対しても、今後上市が見込まれている新規抗うつ薬や、現在開発中

注　Ki値　酵素と阻害薬の親和性を示す阻害定数のことで、Ki値が小さいほど親和性が高い、すなわち阻害する作用が強い。

のモノアミン仮説によらない抗うつ薬などの有効性が期待され、その登場が待たれるところである。

文　献

(1) Bauer, M., Moller, H. J., Schneider, E.: Duloxetine: a new selective and dual-acting antidepressant. Expert Opin. Pharmacother., 7: 421, 2006.

(2) Gorman, J. M., Korotzer, A., Su, G.: Efficacy comparison of escitalopram and citalopram in the treatment of major depressive disorder: pooled analysis of placebo-controlled trials. CNS Spectr 4 (Suppl 1) : 40, 2002.

(3) Gupta, S., Nihalani, N., Masand, P.: Duloxetine: Review of its pharmacology, and therapeutic use in depression and other psychiatric disorders. Annals of Clinical Psychiatry, 19: 125, 2007.

(4) Ham, D. D., Gu, H. H.: Comparison of the monoamine transporters from human and mouse in their sensitivities to psychostimulant drugs. BMC Pharmacol., 6: 6, 2006.

(5) 樋口輝彦「新規抗うつ薬に求められるもの―現状と期待」『臨床精神薬理』12、１７０３ページ、２００９

(6) 石郷岡純「Mirtazapine の有害事象」『臨床精神薬理』12、１７３７ページ、２００９

(7) Lepola, U., Wade, A., Andersen, H. F.: Do equivalent of dose of escitalopram and citalopram have similar efficacy? A pooled analysis of two positive placebo-controlled studies in major depressive

disorder. Int. Clin. Psychopharmacol., 19: 149, 2004.

(8) 村崎光邦「新規抗うつ薬開発の現状と動向」『臨床精神薬理』10、1861ページ、2007

(9) 村崎光邦「NaSSA—Mirtazapine の基礎と臨床」『臨床精神薬理』12、1787ページ、2009

(10) 中山和彦「新規抗うつ薬の作用・検証—ドパミン神経伝達に注目して—」Jpn. J. Neuropsychopharmacol., 29: 99, 2009.

(11) Nutt, D.: Mirtazapine: Pharmacology in relation to adverse effect. Acta Psychiatr. Scand., 96 (Suppl 391) : 31, 1997.

(12) Olesen, O. V., Linnet, K.: Studies on the stereoselective metabolism of RS-citalopram by human liver microsomes and cDNA-expressed cytochrome P450 enzymes. Pharmacology, 59: 298, 1999.

(13) Ozmenler, N. K., Karlidere, T., Bozkurt, A. et al.: Mirtazapine augmentation in depressed patients with sexual dysfunction due to selective serotonin reuptake inhibitors. Hum. Psychopharmacol., 23: 321, 2008.

(14) Thase, M. E., Pritcett, Y. L., Ossanna, M. J. et al.: Efficacy of duloxetine and selective serotonin reuptake inhibitors: Comparisons as assessed by remission rates in patients with major depressive disorder. J. Clin. Psychopharmacol., 27: 672, 2007.

抗うつ薬による賦活症候群

Ⅰ　はじめに

２００３年のパロキセチンの小児への投与禁忌の措置を受けて、わが国でも選択的セロトニン再取り込み阻害薬（selective serotonin reuptake inhibitor：SSRI）による自殺関連事象の出現の話題が浮上した。海外では１９９０年にフルオキセチンによる自殺関連事象出現の報告が出され、ＳＳＲＩにより自傷他害に至った事件もいくつか発生し、ＳＳＲＩを中心とした抗うつ薬による中枢刺激症状の存在が議論されてきた。近年になり欧米では、新規抗うつ薬を中心に見られる抗うつ薬による不眠や不安、易刺激性から自殺関連事象に至る攻撃性や敵意などの一連の症状が賦活症候群（activation syndrome）という概念で認識されつつあるが、わが国ではその認識は未だ不十分であると思われる。精神科専門医のみならずプライマリケアにおいても広く用いられているＳＳＲＩであるだけに、賦活症候群に関する情報の普及は急務であると思われる。賦活症候群は未だ厳密な定義や診断基準はなく、その発現機序や明確な対処法等は明らかにされていないが、ここでは賦活症候群に関する行政当局の動向を含め、２００５年６月現在（本稿執筆時）までに散見される知見をまとめ、紹介したい。

Ⅱ　新規抗うつ薬――その安全性と新たな副作用

ＳＳＲＩやセロトニン・ノルアドレナリン再取り込み阻害薬（serotonin-noradrenaline reuptake inhibitor：SNRI）は欧米の市場に導入されて20余年、わが国でも5年以上が経過している。三環系抗うつ薬（tricyclic antidepressant：TCA）などの従来の抗うつ薬に比較して心血管系や抗コリン性の副作用が少なく、さらに抗うつ作用もＴＣＡと同等であることから、有効で安全性に優れた抗うつ薬として、国内外におけるほとんど全てのうつ病の治療指針やガイドラインで第一選択薬として挙げられている。さらにＳＳＲＩは現在ではうつ病治療のみならず、パニック障害、強迫性障害、全般性不安障害、社交不安障害、外傷後ストレス障害など種々の不安障害や月経前不快気分障害、摂食障害などの多くの疾患の治療に用いられている。その使いやすさから、わが国でも精神科専門医以外の一般診療医による処方件数も増加してきている。

ＳＳＲＩはその薬理学的プロフィールから、ＴＣＡなどで見られる口渇、便秘、心血管系の障害、せん妄などの副作用は少ないが、ＳＳＲＩ特有の副作用もいくつか指摘されている。なかでも投与初期に見られる消化器症状は広く知られており、これは腸管に分布するセロトニン（5－HT3）受容体と脳幹の嘔吐中枢のセロトニン3受容体が関係していると考えられている。また、わが国ではあまり問題視されないが、欧米ではSSRIによる勃起障害や射精障害、オルガズムの欠如などの性機能障害も重大な副作用として認識されており、これはセロトニン2受容体が関与していると考えられている。

SSRIの急激な中断や減量による中断症候群（discontinuation syndrome）あるいは離脱症候群（withdrawal syndrome）は、海外に比較すると遅れをとったものの、わが国でもようやくその認識が高まってきている。一般に中止後発現症状と呼ばれ、投与中止数日後に出現するめまいや電気ショック様の感覚（電気が走る感じ）、不安・焦燥、不眠、インフルエンザ様の症状、下痢と腹痛、異常感覚、気分の変動、悪心、気分の低下などといった様々な身体症状や精神症状が知られている。これはSSRIの中でも比較的パロキセチンに多いといわれており、その理由として、パロキセチンは強力なセロトニン再取り込み阻害作用を有している反面、活性代謝物が存在せず体内からの薬剤消失が速やかであることに起因していると指摘されている[9]。

さらに近年、SSRIや一部のSNRIの投与初期、あるいは増減時に見られる中枢刺激症状を中心とした賦活症候群が注目を集めている。比較的軽症の不眠や不安から、易刺激性、衝動性、アカシジアなどから自傷行為に及ぶものまでが見られ、米国食品医薬品局（FDA）や英国医薬品医療機器庁（ＭＨＲＡ）は盛んに警告を発している。

Ⅲ　賦活症候群が認知されるまでの流れ

１　最初のフルオキセチンの報告から２００３年のパロキセチンの警告まで

１９９０年にタイチャーら[12]は、フルオキセチン投与中の患者６例に自殺念慮が出現したことを報告した。６例ともに治療開始時には希死念慮は見られず、フルオキセチン投与開始２～７週後に持続的で強迫的な希死念慮が出現しており、フルオキセチン投与中止後も３日から３カ月間持続した。また６例とも過去に他の向精神薬で同様の状態を経験したことはなく、この希死念慮出現はフルオキセチン投与に関係したものではないかと指摘した。

この報告を機にＳＳＲＩと自殺の関連が議論されるようになり、その後も欧米において、ＳＳＲＩやＳＮＲＩの投与により、特に小児における自傷や自殺の危険性が高まる可能性が指摘されるようになった。英国ではパロキセチン服用中の小児による自傷他害の事件などもあり、英国のＭＨＲＡは小児の臨床試験のデータをレビューした。その結果、パロキセチンは小児のうつ病に対する有効性は証明できず、自殺関連事象の危険性は増加するという結論となり、２００３年６月10日にパロキセチンは18歳未満のうつ病に対して禁忌とした。

これを受けて米国のＦＤＡは同月19日に18歳未満のうつ病に対してパロキセチンを使用しないことを推奨するとのトークペーパーを発表した。

また日本では、厚生労働省が同年８月12日に英国同様パロキセチンの18歳未満のうつ病への使用を禁忌とし、２００４年５月にはフルボキサミンやミルナシプランにおいて添付文書上に「18歳未満の患者に投与する際は、リスクとベネフィットを考慮すること」といった追記を行うことを指示した。

２　米国における認識の流れ

その後、ＦＤＡは２００３年10月27日にＳＳＲＩ、ＳＮＲＩを含む８製剤の抗うつ薬による小児うつ病患者における自殺関連事象の増加の可能性があるとするトークペーパーを発表した。そして、さらなるデータの追加と解析を行い、２００４年２月２日に諮問委員会を開催した。ここではじめて、ＳＳＲＩなどによる自殺関連事象のみならず、その前駆症状となり得る一連の症状を、抗うつ薬による行動毒性の一つとして賦活症候群と表現された。同年３月22日、ＦＤＡはトークペーパーにて、小児のみならず成人においても、米国で承認されている10製剤のＳＳＲＩやＳＮＲＩの投与を受けているうつ病患者に病状悪化や自殺関連事象の発現の危険性がある旨添付文書に記載し、注意喚起することを発表した。さらに同年９月16日のトークペーパーにて、ＴＣＡを含む32製剤全ての抗うつ薬において、小児および青年期の患者に自殺関連事象のリスクがあること、および投与時の諸注意を記した黒枠警告（black-box warning）を添付文書に記載し、注意換気することを発表した。

3　欧州における認識の流れ

一方、欧州では、２００３年９月19日、英国のＭＨＲＡはＳＮＲＩであるベンラファキシンについても、18歳未満への使用を禁忌とした。さらに英国ではフルオキセチン、セルトラリン、シタロプラム、エスシタロプラム、フルボキサミンに関しても安全性の評価を行い、唯一小児のうつ病に対する有効性が自殺関連事象のリスクに優ったフルオキセチンを除き、同年12月10日、セルトラリン、シタロプラム、エスシタロプラムは18歳未満のうつ病に対する使用を禁忌、フルボキサミンは使用を推奨しないとする報告を行った。ＭＨＲＡよりパロキセチンの安全性に関して審査依頼を受けた欧州医薬品審査庁（ＥＭＥＡ）は、２００４年４月22日付でパロキセチンは小児および青年期の患者には投与すべきではなく、若年成人においても自殺関連事象の危険性がある旨、添付文書に記載することをプレスリリースで発表した。同年12月６日、ＭＨＲＡの医薬品安全性委員会（ＣＳＭ）のワーキンググループはＳＳＲＩによる自殺関連事象についての解析報告を行い、若年成人にも自殺関連事象への注意が必要であることや、投与初期に自殺関連事象が起こりやすいことが指摘された。この結果やその後の新たに報告された解析結果をもとに、MHRAは2005年2月18日、29歳以下の若年成人におけるSSRIの使用に関して、自殺関連事象のリスクを高める可能性はあるが、治療上の有効性はそのリスクに優っており、注意深く使用するべきであるとプレスリリースで発表した。

その後、小児に対するパロキセチンの安全性に関する調査、検討を続けていたEMEAでは、18歳未満に対するパロキセチンの投与は禁忌ではなく警告として注意喚起を行うということが欧州の統一措置として決定され、同年4月8日、英国におけるパロキセチンの小児への使用が禁忌でなくなった旨がMHRAよりプレスリリースで発表された。さらに同月25日、EMEAは欧州における統一措置として、SSRIやSNRIは18歳未満に対して承認されている適応症以外には使用すべきではないとの警告を出し、個々の症例のリスクとベネフィットのバランスを考慮し、医師の判断で治療を行うことを勧めるプレスリリースを発表した。これにより英国における全ての新規抗うつ薬の小児への投与は禁忌ではなくなった。

4　賦活症候群という概念の認識

前述のように、フルオキセチンによる自殺関連行動の報告から10余年を経て、パロキセチンによる小児の自殺関連行動の危険性の増加の指摘を機に、SSRI、SNRIさらにはTCAを含む抗うつ薬全体の安全性が再評価されるようになった。最終的には、本稿執筆時の２００５年６月当時わが国におけるパロキセチンの18歳未満のうつ病患者への投与禁忌は継続中であったが、欧米での小児へのＳＳＲＩやＳＮＲＩの投与禁忌は解除された。しかし欧米ともに18歳未満の小児のみならず、29歳以下のヤングアダルトにも自殺関連事象の出現の危険性の注意喚起を義務付けている。

英国のＭＨＲＡや欧州のＥＭＥＡは、主にＳＳＲＩやＳＮＲＩと自殺関連事象の関連性についての調査を行っているが、米国のＦＤＡは自殺関連事象につながる可能性のある前駆症状を含めた検討も行っている。ＦＤＡは２００４年３月22日のトークペーパーで、これらの症状を賦活症候群として表記している。当初はコカインやアンフェタミンによる中枢刺激症状に類似していることから中枢刺激薬様の作用あるいは中枢刺激症候群と呼ばれていた。ビーズリー[1]は、フルオキセチンとプラセボ投与による易刺激性や不安、焦燥、不眠の発現率がそれぞれ38％と19％であったと報告している。その報告に対して、ブレギンら[3]は、もしベンゾジアゼピン（ＢＺＤ）を併用してなければ、それらの症状はさらに高率に発現したであろうと指摘し、アカシジアや多幸、躁状態などの症状を呈した症例を加えると、その発現率はさらに増大したのではないか、と述べている。この中でこれらの症状を賦活症候群と表現し、以降、抗うつ薬による中枢刺激様症状を賦活症候群、あるいは中枢刺激症候群（stimulation syndrome）と呼ぶようになり、ＦＤＡも２００４年３月22日のトークペーパーで賦活症候群と表記し、その症状を紹介している。

Ⅵ　賦活症候群とは

1　抗うつ薬による行動毒性の特徴

抗うつ薬による不眠、不安、焦燥感などの出現はイライラ症候群（jitteriness）と呼ばれ、以前からいわれていたが、[10]ＳＳＲＩ服用患者にも少なくとも10～20％は出現するといわれている。[8]賦活症候群とは、これらの比較的軽症のイライラ症候群から自傷行為に至るまでの重症なものまでを含んだ定義であり、それは抗うつ薬の副作用の一つ、つまり抗うつ薬による行動毒性であるという認識である。

ブレギン[2]は、抗うつ薬により出現する可能性のある中枢刺激症候群の実態をレヴューやメタ解析の結果から調査し、以下の４症候群を指摘している。

1　一連の中枢刺激症状（不眠、神経過敏、不安、多動、易刺激性、脱抑制、誇大性、激越うつ、自殺傾向、躁状態）

2　刺激と抑制の混合状態（基礎のうつ病が著しく悪化した状態であり、激越うつ病の状態で、自殺や暴力のリスクが高い）

3　自己あるいは他者に対する攻撃の強迫的なとらわれ（基礎の抑うつ症状の悪化を伴うことが多い）
4　アカシジア（精神状態が悪化し、易刺激性、自己あるいは他者に対する攻撃性も伴う）

さらにブレギン[(2)]は、これらの抗うつ薬による行動毒性の特徴として、以下の6点を挙げている。

1　発症が急で、急激に悪化する強迫的な自己あるいは他者に対する攻撃性
2　最近（特に2カ月以内）薬物の使用を開始、あるいは用量の変更や他の中枢作用のある薬物の追加
3　他の中枢性副作用が存在（アカシジアやその他易刺激性から激越うつ、躁などの一連の刺激症状）
4　非常に暴力的かつ奇怪な思考や行為
5　強迫的で制御不能な思考や行為
6　起因薬剤の投与終了により精神症状が著しく改善

2　賦活症候群の出現頻度

英国のＭＨＲＡや欧州のＥＭＥＡ、米国のＦＤＡは主に抗うつ薬と自殺関連事象との関連性を調査しており、自殺関連事象に限ってはある程度まとまったデータが公表されているが、賦活症候群としての出現頻度に関しては、現時点では不明である。先に紹介したフルオキセチンによる賦活症候群の一部の症状の出現率が38％であり[1]、すでに知られているＳＲＩによるイライラ症候群が10〜20％に出現する[8]ことを考えると、賦活症候群自体の出現率はかなり高率なものになると思われる。

ここでは自殺関連事象出現に関するデータをいくつか紹介する。

ヒーリーら[5]は、ＳＳＲＩなどの抗うつ薬による自殺関連事象の出現に関する報告のメタ解析を行い、自殺および自殺企図の出現率を示している。これによると、自殺関連事象の出現率は調査の対象となった全ての薬剤で１・28％であったのに対し、ＳＳＲＩ全体では１・53％であった。また薬剤別では、シタロプラムが２・31％、ミルタザピンが１・53％、パロキセチンが１・52％、ベンラファキシンが１・40％の順に高い出現率を示している（表１）。

表１　自殺関連事象の出現率

	自殺関連事象の出現率（%）
セルトラリン	0.44
パロキセチン	1.52
ネファゾドン	0.60
ミルタザピン	1.53
シタロプラム	2.31
フルオキセチン	0.91
ベンラファキシン	1.40
全ての薬剤	1.28
全てのSSRI	1.53

文献(5)より抜粋して引用

英国ＭＨＲＡの医薬品安全性委員会による２００４年12

表2　うつ病に対する年齢別自殺関連事象のリスク（種々のデータから抜粋）

表2-1　18歳未満の自殺関連事象出現のリスク

	プラセボ対照*	ドチエピン対照**	アミトリプチリン対照**
パロキセチン	1.5（0.50）	1.7（0.7−4.1）	1.6（1.1−2.2）
フルオキセチン	2.0（0.14）	1.3（0.6−3.0）	1.4（1.0−1.9）
ベンラファキシン	4.5（0.01）	−	−
セルトラリン	2.5（0.28）	−	−
シタロプラム	1.2（0.55）	−	−

*オッズ比（p 値）　**オッズ比＜95％ 信頼区間＞

表2-2　パロキセチンによる年齢別自殺関連事象出現のリスク

年齢	プラセボ対照	実薬対照
18未満	1.0（評価基準）	1.0（評価基準）
18～29	1.3（0.46）	0.4（0.02）
30～39	0.7（0.24）	1.0（1.00）
40～49	0.7（0.52）	0.7（0.31）
50～59	0.2（0.03）	0.5（0.14）
60～69	−	1.1（1.00）
70以上	−	3.4（0.38）
全年齢	0.8（0.31）	0.7（0.03）

オッズ比（p 値）

MHRA 医薬品安全性委員会専門家作業グループ報告 2004より抜粋して表を作成。

月6日の報告では、特にパロキセチンによる自殺関連事象に関する報告が主であるが、年齢別、疾患別、自殺関連行動の既往の有無などで分類して報告している。ここでは18歳未満に対する安全性が焦点として取り扱われているので、小児に関するデータが中心であるが、ここに公表されている様々の解析結果の中から薬剤別、年齢別の自殺関連事象に関したデータのみを抽出して表2にまとめた。

これらの報告により、18歳

表3　SSRI投与日数別の自殺関連事象のリスク

日	自殺関連事象*	自殺**
90以上	1.00（評価基準）	1.0（評価基準）
30〜89	1.53（1.21−1.95）	2.0（0.4−8.9）
10〜29	2.88（2.17−3.82）	5.1（0.7−34.7）
1〜 9	4.07（2.89−5.73）	38.0（6.2−231）

オッズ比 ＜95％ 信頼区間＞
*症例群（n=555）、対照群（n=2062）　**症例群（n=17）、対照群（n=157）
文献(7)より抜粋して表を作成。

以上に対しても自殺関連事象の出現率が高まるという証拠は得られなかったが、18〜29歳のヤングアダルトにも十分注意が必要であると指摘している。さらに診断基準を満たさない軽度のうつ状態に対してすぐに抗うつ薬を投与せずに、1〜2週間は注意して経過を見ることも推奨している。また、疾患別の報告によると、うつ病のみならず、強迫性障害やパニック障害、その他種々の不安障害においても、SSRI治療中に自殺関連事象の出現が報告されている。

ジックら[7]は、1993〜1999年の間に英国でSSRIを処方された患者においてケース・コントロール・スタディを行い、投与日数別に自殺関連事象あるいは自殺の危険性を示している。自殺関連事象、自殺ともに投与開始9日以内に高い危険性が示されている（表3）。この報告を受けて、英国のMHRAは抗うつ薬の投与初期1カ月以内、特に投与開始9日以内には十分な注意と観察を行うように注意を促している。

3 賦活症候群の症状

ＦＤＡは２００４年３月22日のトークペーパーで、賦活症候群の症状として表４に示す10症状を挙げている。これらの症状の多くは、原疾患の病状の悪化や、境界性パーソナリティ障害の症状などに類似していることが多く、また軽躁や躁状態はもともと双極性障害の素因がある患者や物質誘発性である可能性もあるが、それらとの鑑別のポイントは明確にされていない。しかし、ここで判断を誤ると自傷行為に至る危険性があるため、十分な観察と慎重な判断が必要とされる。一般に自殺行為を構成する主な要素として、自殺念慮、攻撃性、興奮、衝動性、解離などが挙げられており[6]、タイチャーら[13]は自殺念慮出現の推定メカニズムとして以下の９項目を挙げている。

1 うつ病患者にエネルギーを与え、既存の自殺念慮を行動化させる
2 逆説的なうつ病の悪化
3 アカシジアの誘発とそれに伴う自己破壊的攻撃衝動
4 パニック発作の誘発
5 躁状態や混合状態へのスイッチ
6 重度の不眠の惹起、睡眠構築の阻害

表４ 賦活症候群の症状

○不安	○敵意
○焦燥	○衝動性
○パニック発作	○アカシジア
○不眠	○軽躁
○易刺激性	○躁状態

FDA トークペーパーより引用

7　器質性の強迫状態の誘発
8　ボーダーライン病像を伴う器質性パーソナリティ障害の誘発
9　脳波異常、その他の神経学的な障害の増悪や誘発

これらはまさに賦活症候群の症状に合致した状態であり、このことからも賦活症候群は自殺関連事象の危険性を十分に高める可能性があるといえるであろう。よって賦活症候群を病状の悪化と誤診して抗うつ薬を増量すると自殺関連事象につながるおそれがあるので、適切かつ慎重な対応が求められる。

賦活症候群の発現メカニズムは未だ解明されていないが、ＳＳＲＩや作用スペクトラムが比較的ＳＳＲＩに近いベンラファキシンで特に多く見られることから、セロトニンの関与が大きいものと思われる。セロトニンのみに限定して考えると、一般的にアカシジアや焦燥は基底核の、不安やパニックは辺縁系の、睡眠は脳幹のセロトニン２受容体が関与しているといわれており、セロトニン２受容体刺激が高まることにより、これらの症状の出現が示唆される。またイライラ症候群もセロトニン２受容体の関与がその病因の可能性の一つであると考えられていることからも、[10]賦活症候群の発現機序としても多いに関係があるものと思われる。さらにセロトニン・ニューロンはドパミンニューロンやノルアドレナリンニューロンの調節を行っており、急激なセロトニン濃度の変化は他

のモノアミン・ニューロンの異常活動を招き、敵意や衝動性、躁状態の発現も示唆される。

4 賦活症候群の対処法

賦活症候群の対処法に関しては、現在のところエビデンスがなく、明確な指針が示されていないのが現状である。いくつかの症例報告[11]によれば、原因薬剤の減量や中止、BZDや気分安定薬の投与により改善されたとしている。自験例[14]では、パロキセチンにより惹起された敵意や軽躁状態はパロキセチンの中止およびミルナシプランへの変更により消退している。これらの症状は抗うつ薬により惹起されるものであるため、やはり原因となった抗うつ薬を減量、中止することで改善されるものと思われる。カルペッパーら[4]も、自殺関連事象が出現した場合は基本的には原因薬剤の減量を推奨しており、投与開始2週間以内であれば中止が望ましいとしている。しかし、前述のタイチャーらのフルオキセチンによる自傷関連事象出現の報告[12]でも、フルオキセチン中止により自傷関連事象は消失したが、消失までに3日から3カ月の日数を要しており、またブレギン[2]も、原因薬剤の中止で症状は数日で改善されるが、なかには数週から数カ月持続するものもあると記している。よって原因薬剤の中止のみでなく、その症状に応じた治療を行う必要がある場合も考えられる。また、カルペッパーら[4]は、自殺関連事象が出現した場合は頻回の診察や、希死念慮や衝動性が高まった場合は患者から直ちに連絡がとれる体制を整えることが必要であり、場合によっては入院治療を行うことも必要であると述べている。

これらを考慮した上で賦活症候群の対処法を考えると、以下のようになるであろう。希死念慮や自傷行為などの自殺関連事象には至らず、原疾患に対する原因薬剤の治療効果が認められていた場合は、まず原因薬剤の減量から試み、さらに不眠、不安に対してはＢＺＤの併用、攻撃性や軽躁状態に対しては気分安定薬や非定型抗精神病薬の投与が有効と思われる。軽度の不眠、不安、焦燥であれば一過性に改善されることが多く、一時的なＢＺＤの併用で対処可能であるという報告もある[15]。またセロトニン２受容体刺激の関連性も強く示唆されるため、セロトニン２受容体アンタゴニストであるトラゾドンの併用も不眠などに有効であると思われる。原疾患に対する原因薬剤の治療効果が乏しい場合は、直ちに原因薬剤の中止および他の抗うつ薬への変更が望ましいと思われる。ただし１カ月以上の長期間ＳＳＲＩを服用していた場合は、離脱症候群に注意する必要がある。また自殺関連事象が見られる場合、あるいはその危険性が高まっている場合は、入院など十分注意の行き届く環境下で頻回の診察を行い、基本的には原因薬剤の中止、および前記に準じた必要な治療を行うことが望ましいであろう。

V　まとめ

賦活症候群に関する今日の見解と知見を紹介した。賦活症候群は未だわが国のみならず世界的にも認識が浅く、十分な情報やエビデンスが少ないのが現状である。しかし自殺に至る危険性が高いため、早急にさらなるデータの蓄積と病態の解明、対処法の構築が望まれるところである。SSRIをはじめとする抗うつ薬はすでに世界中で多く用いられており、今回自殺関連事象の出現で取り上げられたパロキセチンをはじめとする新規抗うつ薬の有効性は臨床的にも科学的にも実証されており、うつ病治療の第一選択薬たり得る薬剤であることに異論はない。したがって、まずは抗うつ薬を使用する臨床医がこの賦活症候群に対する認識を高め、日常診療において十分注意した上で、リスクとベネフィットを考慮しつつ適切に使用していくことが重要である。

最後に、今日までの見解をもとに賦活症候群に関する注意事項をまとめる。

1　抗うつ薬の投与は、リスクとベネフィットを十分考慮した上で開始する（18歳未満ではリスクが高く、30歳未満のヤングアダルトにも注意が必要。現在わが国のみでパロキセチンは18歳未満のうつ病患者には禁忌)。

2　投与開始前に患者や家族に不安やイライラが強まる可能性があることを説明し、その場合は直ちに対応できる体制を整える。

3　診断基準を満たさない軽症のうつ状態に対しては、すぐに抗うつ薬を投与せずに、1～2週間は注意して経過を見る。

4　SSRIやSNRIは少量から開始し、必要に応じて慎重に漸増していく。

5　投与初期の1カ月間、特に最初の9日間は症状の悪化や新たな症状の出現に注意する。またそれらが出現した場合は、原疾患の悪化や境界性パーソナリティ障害などと誤診しないよう注意する。

6　症状の悪化や新たな症状が出現し、賦活症候群の可能性が疑われた場合は、抗うつ薬を増量しない。

7　賦活症候群と診断された場合は、基本的には原因となった抗うつ薬の減量、あるいは中止を行う。症状の種類や程度に応じてBZDや気分安定薬、非定型抗精神病薬、トラゾドンなどの投与を行う。

8　自殺関連事象の危険性が高い場合は、頻回の診察を行い十分注意し、場合によっては入院を考慮する。

なお、ここに記載した行政当局の動向は２００５年６月までの情報に基づいたものであり、行政当局の指針等の改訂、変更の可能性があることを追記する。

文　献

(1) Beasly, C.: Activation and sedation in fluoxetine clinical studies. Unpublished in-house document generated by Eli Lilly and Company during the FDA－approval process of Prozac for depression and obtained during discovery for Fentress v. Shay Communications et al. Fentress Trial Exhibit., 70, 1988.

(2) Breggin, P. R.: Suicidality, violence and mania caused by selective serotonin reuptake inhibitors（SSRIs）: A review and analysis. International Journal of Risk & Safety in Medicine,16: 31–49, 2003/2004.

(3) Breggin, P. and Breggin, G.: Talking back to Prozac: What doctors aren't telling you about today's most controversial drug. St. Martin's Press, New York, 1994.

(4) Culpepper, L., Davidson, J. R. T., Dietrich, A. J. et al.: Suicidality as a possible side effect of antidepressant treatment. J. Clin. Psychiatry, 65: 742–746, 2004.

(5) Healy, D. and Whitsker, C.: Antidepressants and suicide: risk-benefit conundrums. J. Psychiatry Neurosci., 28: 331–337, 2003.

(6) 樋口輝彦、田島治、張賢徳 他「抗うつ薬の投与初期および終了期の適切なマネジメント—離陸と着陸の重

要性——」『ＪＡＭＡ（日本語版）』１１８–１２３ページ、２００５年2月号
(7) Jick, H., Kaye, J. A., Jick, S. S.: Antidepressants and the risk of suicidal behaviors. JAMA, 292: 338–343, 2004.
(8) 野崎昭子、稲田俊也「抗うつ薬の副作用とその対策」樋口輝彦編『うつ病診療ハンドブック』メディカルレビュー社、東京、１７８–１９６ページ、２００２
(9) Price, J. S., Waller, P. C., Wood, S. M. et al.: A comparison of the post-marketing safety of four selective serotonin reuptake inhibitors including the investigation of symptoms occurring on withdrawal. Br. J. Clin. Pharmacol., 42: 757–763, 1996.
(10) 鈴木英二『セロトニンと神経細胞・脳・薬物』星和書店、東京、２０００
(11) 田島治「抗うつ薬の投与開始と終了時のポイント」上島国利編『うつ病診療の落とし穴』中山書店、東京、２００５
(12) Teicher, M. H., Cole, J. O., Glod, C.: Emergence of intense suicidal preoccupation during fluoxetine treatment. Am. J. Psychiatry, 147: 207–210, 1990.
(13) Teicher, M. H., Glod, C., Cole, J. O.: Antidepressant drugs and the emergence of suicidal tendencies. Drug Saf., 8: 186–212, 1993.
(14) 辻敬一郎、田島治「ＳＳＲＩによるactivation syndromeも併発し、非典型的な軽躁状態を呈した双極Ⅱ型障害の１症例」『臨床精神薬理』８、４８３–４８８ページ、２００５
(15) 吉村玲児、中村純「ＳＳＲＩの副作用」『臨床精神薬理』２、７５５–７６１ページ、１９９９

＊ＦＤＡやＭＨＲＡ、ＣＭＳなどの行政機関の発表内容は、それぞれのインターネットのホームページを参照した。

SSRI時代における三環系抗うつ薬（TCA）の位置付け

I　はじめに

種々のうつ状態を呈して気分障害と診断され治療を受けている患者数の増加は驚くべきほどで、厚生労働省の患者実態調査によれば１９９９年から２００５年の6年間だけでも約44万人から92万人へと倍増し、１９８４年の推定10万人弱からみれば、10倍近い増加である。反復性のエピソードを示して双極性障害と診断される患者数も約1万人から10万人へと増加しているが、内因性のうつ病の病像を示す患者はさほど増えていない。従来診断であれば反応性や心因性、神経症性と診断されたであろう患者の増加と、多くのエビデンスやアルゴリズムの推奨により、諸外国と同様にわが国においても、第一選択の抗うつ薬として選択的セロトニン再取り込み阻害薬（selective serotonin reuptake inhibitor：SSRI）やセロトニン・ノルアドレナリン再取り込み阻害薬（serotonin-noradrenaline reuptake inhibitor：SNRI）の処方が急増している。

しかしその一方で、多くの国で三環系抗うつ薬（tricyclic antidepressant：TCA）の処方は減らず、用量依存性で確実な効果が評価され、重症例や入院を要するうつ病を中心に、外来治療の場面でも単独ないし併用で広く用いられているのも事実である。最近のＳＳＲＩと自殺関連行動（suicidality）のリスクの問題を考慮すると、今日のうつ病治療における新旧抗うつ薬の役割を再検討することは重要であろう。

ここでは、抗うつ薬の各国における処方動向と新旧抗うつ薬のリスクとベネフィットを再検討するとともに、レジリアンス（回復力）という視点から見たうつ病治療における抗うつ薬の役割、薬物心理学的（認知感情神経科学的）な立場から見たＳＳＲＩとＴＣＡの効果の違い、第一選択としてもＴＣＡを残すべきか、合理的な併用などの問題を検討してみたい。

Ⅱ　各国における抗うつ薬の処方動向

まず米国における抗うつ薬の処方動向を検討してみたい。わが国でも注目された２００４年10月のいわゆる黒枠警告（black-box warning）の前後における各種抗うつ薬処方数の変化をオルフソンらの調査結果から見ると、予想に反して、パロキセチン以外のＳＳＲＩの処方は増加している[12]。最初に自殺行動のリスクの増大が名指しで警告されたパロキセチンの処方のみが減少傾向を示しているる以外は、ＳＳＲＩの処方が減っていないことは注目すべきことである。一方この報告からは、新規抗うつ薬一辺倒と思われている米国においても、予想以上にＴＣＡが用いられていることがわかる。この調査では、理由は不明であるが新規抗うつ薬に対する黒枠警告が出された後、65歳以上の高齢者に対するＴＣＡの処方が若干減少している。

欧州各国における向精神薬の処方動向を見ると、ドイツ以外のどの国においてもＳＳＲＩが広く用いられている。英国においてもＳＳＲＩが広く用いられているが、ナショナルヘルスサービス（ＮＨＳ）によるプライマリケアでのうつ病治療においては、第一選択薬としてＳＳＲＩとともにＴＣＡが推奨されている。ＴＣＡのロフェプラミンとアミトリプチリン、イミプラミン、デシプラミンで、特にロフェプラミンが効果と副作用のバランスが良い薬剤として推奨されている。フランスにおけるうつ病の重症度と抗うつ薬の選択に関する調査結果を見ると、重症例に対してはＴＣＡやデュアル・アクション（dual action）の抗うつ薬が選択されている[5][14]。

一方わが国においては、ＳＳＲＩの登場後アルゴリズムで推奨されたこともあり急激に処方が増加しているが、ＴＣＡの処方は減っていない。アモキサピンを中心にイミプラミンやクロミプラミン、アミトリプチリン、ノルトリプチリンなどが用いられている。

このように新規抗うつ薬がうつ病治療の主流となった今日においても、ＴＣＡは一定の頻度でどの国においても用いられており、臨床における位置付けを見直すことは重要である。

Ⅲ　新旧抗うつ薬のリスクとベネフィット

1　うつ病に対する効果の違い

エビデンスからSSRIとTCAの効果の違いを見ると、ゲデスらは、SSRIを投与された患者5044例、TCAを投与された患者4510例を含む98試験のメタ解析を行い、大うつ病に対する効果に関しては両者に臨床的に有意な差がないことを示し、薬剤の選択は患者の受容性や安全性、コストを考慮してなされるべきであるとしている。[7] その一方、デミトラネールらは、フルオキセチンを投与された患者の副作用による脱落率が5・7%であったのに対し、アミトリプチリンを投与された患者の副作用による脱落率が35・5%と有意に高く、フルオキセチンがアミトリプチリンよりもコンプライアンスと脱落率の点で優れていることを示している。[4] さらに英国のドノヒューは、フルオキセチンやセルトラリン、パロキセチンなどのSSRIを投与された患者は、TCAを投与された患者よりも有効投与量を十分な期間服用する率が高いことを示している。[6]

ところがメランデルらやターナーらの論文で指摘されているように、SSRIの臨床試験のうちプラセボとの間に有意差が示されなかったものを中心に、半数近い臨床試験のデータが論文として公表されていないことが明らかになっている。[9][18] しかも臨床試験の結果も単独で論文化されたのは有

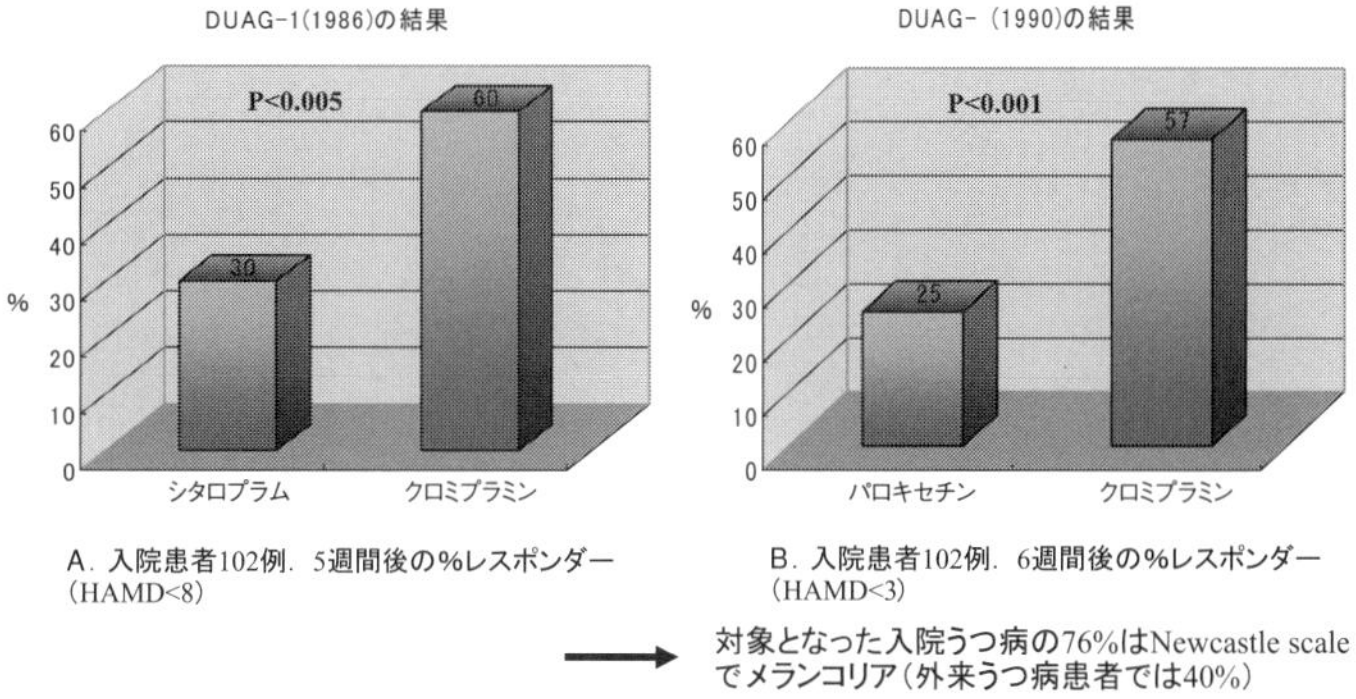

図1　デンマーク大学グループによる入院うつ病患者を対象としたTCAとSSRIの比較試験[10]

意差が出たものがほとんどである一方で、有意差の出た申請データとプラセボと差が出なかった申請データを合わせたデータが一つの論文として発表されており、著しい出版バイアスがあることが明らかになっている。どのＳＳＲＩも公表されたものと未公表のもの全てを合わせた実際の効果に比べて、公表された結果は著しく高くなっている。

その一方で、メランコリーを伴ううつ病、重症うつ病に対してはＳＳＲＩとＴＣＡの効果に違いがあることが指摘されている[10]。特に有名なのはデンマークの大学グループによるクロミプラミンとＳＳＲＩの比較研究である（図１）。１９８６年の報告では、入院うつ病患者１０２例を対象にして５週間後の寛解率（ハミルトンうつ病評価尺度〔ＨＡＭＤ〕の総得点が7点以下）をクロミプラミンとシタロプラムで比較すると、クロミプラミンの寛解率が60％であるのに対してシタロプラムの寛解率が30％と有意に低いことを報告している。１９９０年の報告では同じく入院うつ病患者１０２例を対象として、６週間後の寛解率をクロミプラミンとパロキセチンで比較検討している。その結果クロミプラミンの寛解率が57％であったのに対して、パロキセチンの寛解率は有意に低く、25％に過ぎないことを示している。この研究では、重症度とメランコリーを伴うか否かが薬剤反応性を決める重要な要因であることを示している。

アンダーソンも入院治療を必要とする比較的重症のうつ病を対象とした25のランダム化比較試験のメタ解析の結果から、ＳＳＲＩが入院うつ病に対してＴＣＡよりも効果が劣ることを指摘している。[1]

その後のパーカーらの報告でも、ＴＣＡとモノアミン酸化酵素阻害薬はＳＳＲＩなどの新規抗うつ薬よりもメランコリー型のうつ病に対して有効なことが示唆されている。[13]

ＳＳＲＩ以外の新規抗うつ薬の効果はＴＣＡと比較してどうかという点に関しては、セロトニンとノルアドレナリンの両方に作用するベンラファキシンやミルナシプラン、ミルタザピンなどの抗うつ薬では、メランコリーを伴ううつ病に対する効果はＴＣＡと同等であることがいくつかの研究により示されている。[3][19][20]

２　イミプラミン発見の歴史から抗うつ薬再考

イミプラミンの抗うつ作用を発見したクーンは、イミプラミンの適応と効果発現に関して以下の

表1　クーンが示したイミプラミン奏効患者の症状の特徴

○思考および行動における全般的な遅延
○抑うつ気分が朝に悪化し、午後に改善する
○興味関心の喪失
○不眠
○食欲の低下
○悲観、自責、絶望感にとらわれる

こうした症例ではTCAの多様な薬理作用はいずれも回復促進的に作用する。

ように述べている[11]。「うつ状態の治療で最も重要な問題はこの薬剤の正しい適応を見出すことである。これには最大の困難を伴うが、治療の成功全てが正しい適応が選択されることにかかっている。イミプラミンの主たる適応は疑いもなく単純な内因性うつ病であり、（中略）こうした効果は治療2～3日後に急に現れ、最大となることもあるし、1～4週間で徐々に、または急に現れることもある」。実際クーンが示したイミプラミンが奏効した患者の症状の特徴は、思考および行動における全般的な遅延、抑うつ気分が朝に悪化し午後に改善すること、興味関心の喪失、不眠、食欲の低下、悲観や自責、絶望感にとらわれることであり、まさに内因性うつ病の特徴を示している。こうした内因性うつ病の特徴を有する症例では、TCAの多様な薬理作用が回復促進的に作用することを示している[11]（表1）。

以上のように、クーンが発見したのは抗うつ薬としてのイミプラミンではなく、イミプラミンが効くうつ状態のタイプすなわち内因性、生気性ないしメランコリー型のうつ病である。

3　SSRIとTCAの安全性の違い

SSRIは抗コリン作用が弱く、大量服用しても心毒性が弱く安全性が高いことがメリットとされてきた。その一方で賦活症候群の惹起とそれに伴う自殺関連行動のリスクの増大、中断症候群や性機能障害、アパシー症候群の惹起のリスクがある。比較的まれではあるがセロトニン症候群の惹起や消化管出血、錐体外路症状、抗利尿ホルモン不適合症候群（SIADH）などのリスクもある。米国食品医薬品局（FDA）は2006年にSSRIの処方と自殺行動や希死念慮との関連を明らかにするため、小児思春期と成人の全ての年代にわたる臨床試験のデータを解析した結果を発表している[16]。その結果、25歳未満では自殺関連行動のリスクが有意に高まることが明らかとなった（自殺行動と自殺念慮のオッズ比は1・62、自殺行動のオッズ比は2・30）。25歳以上64歳以下ではプラセボと差がなく（各々オッズ比は0・79と0・87）、65歳以上では有意にリスクが低下することが示された（各々オッズ比は0・37と0・06）。一方、新規抗うつ薬の中でもパロキセチンは他の薬剤に比べて、小児や思春期の大うつ病を対象とした臨床試験において、治療に伴って出現する敵意や激越の相対リスクが有意に高いことが指摘されている[8]。

Ⅳ　抗うつ薬の作用についての新たな視点

抗うつ薬を巡る四つの疑問として、いったい抗うつ薬や抗うつ治療とは何であるのかを再検討する必要がある。第一に抗うつ薬がなぜうつ病に効くのか、また効かないのか、第二にうつ病にも各種不安障害にも効くＳＳＲＩは抗うつ薬なのか、第三にうつ病に対するＳＳＲＩとＴＣＡの奏効メカニズムは同じなのか、第四にＳＳＲＩは作用がマイルドでＴＣＡは作用が強力なのであろうか。ＳＳＲＩ時代におけるＴＣＡの役割を考える上では、こうした基本的な問題とともに、うつ病に対する抗うつ薬の作用について信じられていることが臨床的に正しいのかを再検討する必要がある。

1　抗うつ薬の効果発現の遅れ

一般的に抗うつ薬の効果発現には2～3週間の遅れがあるといわれるが、最近の研究では1週間以内に効果が発現していることが指摘されている。さらに、抗うつ薬はうつ病におけるモノアミンの機能異常を是正して治す特異的な薬剤と考えられているが、抗うつ薬は感情認知の神経メカニズムに作用して効果を発揮するものであり、その効果は対照的でうつ病の回復の促進とエピソードの短縮を行うものである。抗うつ薬は、健常者には明らかな効果がないといわれるが、実際は健常者でも同様な効果が認められる。抗うつ薬の効果発現の違いはうつ病の異種性、多様性が関係している。その一方で、病因論的には異なっても症状発現には共通したメカニズムが存在することも推定される。薬物療法のゴールは、単なる寛解ではなく回復で、レジリアントな状態になることであり、医者と縁が切れ薬も止められることである。

2　薬物心理学の視点から見た抗うつ薬の作用

ここでは、薬物心理学あるいは感情認知神経科学の立場から抗うつ薬の作用を考えてみたい。すでに示したように、重症のうつ病、特に入院治療を必要とするケースでは、TCAがSSRIよりも有効なことが示されている。不安や恐怖、強迫に対して有効なSSRIにはイミプラミンと同様の感情賦活薬（thymoanaleptic）の作用はあるのか検討する必要がある。モノアミンとうつ病との関連を見ると、脆弱性のある個体ではモノアミン枯渇により抑うつが再燃する。こうしたモノアミン枯渇による抑うつ症状の再燃には、情動処理に関与する皮質の回路が寄与している。セロトニンの作用を増強するSSRIのような薬物の作用は、気分に対する直接作用ではなく、情報処理における陰性バイアスの是正によるものであると考えられる。[2]

臨床的にもSSRIの効果発現が1週間以内であることが示唆されている。テイラーらは、28のランダム化比較対照試験のメタ解析を行い、SSRIによる治療では1週目の終わりには症状の改善が認められ、その後の6週間の改善がゆっくりと続くことを明らかにしている。[17]

3　SSRIとTCAの効果の違い

主にセロトニンの再取り込みだけを阻害するＳＳＲＩは、どんな作用を有しているのであろうか。その感情認知機能に及ぼす作用は感情麻酔薬（thymoanesthetic）と見なすことができる。ＳＳＲＩは強力なセロトニン再取り込み阻害により、セロトニン1A受容体を介した伝達の促進と、またセロトニン2A、セロトニン2C受容体やその他のセロトニン受容体のダウンレギュレーションを起こす一方で、背外側前頭前野の賦活、眼窩前頭皮質と扁桃体の抑制を生じる。その結果、陰性の認知が著しく抑制されるため、自覚的なゆったり感や神経質、こだわりの低下が生じる。

これは「まあいいか効果」ともいえるＳＳＲＩの作用の本質であり、抗うつ薬というよりは感情麻酔薬とでも呼ぶべき作用である。若年者や高齢者ではさらにＳＳＲＩの作用が強く出すぎると「どうでもいいか効果」とでも呼ぶべき感情遮断薬的な作用が出現する。これがＳＳＲＩによって惹起されるアパシー症候群である。若年者ではアパシーに脱抑制を伴い、前頭葉症候群様となるので注意が必要である。このようにＳＳＲＩの作用は陰性感情の認知の抑制であり、陽性感情を高める直接的な作用はない。

それに対して、ノルアドレナリンに対する作用を有するＴＣＡは、意欲や興味関心などの陽性感情を高める作用を有しており、感情賦活薬と見なすべきである。

V　うつ病治療の新たな視点——レジリアンス（回復力）から見たうつ病治療

うつ病に対する抗うつ薬の効果の出方や有効性は、消化性潰瘍に対する抗潰瘍剤の作用と似ている。脳のストレス潰瘍モデルでうつ病を見ると、うつ病はレジリアンス（resilience）が阻害された状態であり、抗うつ薬、特にＳＳＲＩは有害刺激から防御し、回復プロセスを促進する薬剤と見なすことができる。うつ病治療のゴールは楽観バイアスの再獲得ともいえる。最近、スイスのスタッセンらは、７種類の抗うつ薬のプラセボ対照比較試験に参加した２８４８例のうつ病患者の回復過程を検討し、抗うつ薬は回復軌道に乗せるトリッガーであることを示している。(15) 彼らは、抗うつ薬の効果発現に遅れがあることを示唆する結果が得られなかったと述べている。回復のプロセスには、むしろ各個体ごとの特徴が顕著なことと、いったん回復軌道に乗ると抗うつ薬を投与された群とプラセボを投与された群とで回復のプロセスには差がないことを指摘している。これはうつ病からの回復に関与する共通した生物学的なレジリアンスの基盤があることを示唆している。

各種抗うつ薬の効果発現と回復のプロセスを見ると、回復軌道に乗るトリッガー効果は１〜２週間後ではなく、症例によっては２〜３日で出る。ＴＣＡでは睡眠や食欲の改善が、ＳＳＲＩでは不

表2　SSRI と TCA の位置付け再考

1. SSRI と TCA の効果の違いを理解すべきである
   ① TCA は感情賦活薬（thymoanaleptic）の作用があるのに対して、SSRI は感情麻酔薬（thymoanaesthetic）である
2. 第一選択の抗うつ薬として TCA（他の四環系なども含めて）の役割は残すべきである
   ① SSRI と TCA のリスク・ベネフィットは異なる
   ② TCA は特にメランコリーを伴う例、SSRI 不耐例、SSRI 無効例に有用
3. うつ病の回復過程と抗うつ薬の役割は再考すべきである

安の改善や気分のゆったり感が、SNRIでは意欲の改善効果がまず認められた。しかし、その効果は微妙なもので、投与量が問題である。至適投与量以下では、副作用しか認められない。いずれにしても第1週目の観察が重要である。どんな治療であれ、回復軌道に乗ると徐々に気力や関心、睡眠や食欲が改善してくる。悲嘆や絶望、自責感、希死念慮などの二次的な症状は遅れて改善してくる。

このようにSSRIとTCAの役割を見直す必要がある。SSRIとTCAの効果の違いを理解すべきであり、TCAは感情賦活薬の作用を有するのに対して、SSRIは感情麻酔薬と見なすのが妥当であろう。したがって、うつ病治療における第一選択の抗うつ薬としてTCAの役割は残すべきと考える。すなわちSSRIとTCAのリスクとベネフィットは異なっている。特にメランコリーを伴う例やSSRI不耐例や、SSRI無効例にはTCAが有用である。さらにうつ病の回復過程と抗うつ薬の果たす役割は再考すべきである（表2）。

Ⅵ　おわりに

セロトニンとノルアドレナリンの両方に作用する抗うつ薬の一つでノルアドレナリン作動性・特異的セロトニン作動性抗うつ薬（ＮａＳＳＡ）と呼ばれるミルタザピンが登場し、ＳＳＲＩ一辺倒の時代が終わろうとしている。ＳＮＲＩであるベンラファキシンの開発は中止となり、デュロキセチンは二〇一〇年に発売されて、これまで出版された臨床試験の結果から、効果や安全性に臨床的に意味のある差がないといわれていた各種抗うつ薬に違いのあることが明らかとなりつつある。ここでは、ＴＣＡの代表であるイミプラミン登場の時点に遡って、うつ病治療における抗うつ薬の役割と新旧抗うつ薬の作用の違いを示した。

文　献

(1) Anderson, I. M.: SSRIs versus tricyclic antidepressants in depressed inpatients: a meta-analysis of efficacy and tolerability. Depress. Anxiety, 7 (Suppl. 1): 11–17, 1998.

(2) Bhagwagar, Z., Murthy, N., Selvaraj, S. et al.: 5- HTT binding in recovered depressed patients and

healthy volunteers: a positron emission tomography study with [11^{C}]DASB. Am. J. Psychiatry, 164: 1858–1865, 2007.

(3) Clerc, G. E., Ruimy, P., Verdeau-Palles, J.: A double-blind comparison of venlafaxine and fluoxetine in patients hospitalized for major depression and melancholia. The Venlafaxine French Inpatient Study Group. Int. Clin. Psychopharmacol., 9: 139–143, 1994.

(4) Demyttenaere, K., Van Ganse, E., Gregoire, J. et al.: Compliance in depressed patients treated with fluoxetine or amitriptyline. Belgian Compliance Study Group. Int. Clin. Psychopharmacol., 13: 11–17, 1998.

(5) Depont, F., Rambelomanana, S., Le Puil, S. et al.: Antidepressants: psychiatrists' opinions and clinical practice. Acta Psychiatr. Scand., 108: 24–31, 2003.

(6) Donoghue, J.: Antidepressant use patterns in clinical practices: comparisons among tricyclic antidepressants and selective serotonin reuptake inhibitors. Acta Psychiatr. Scand. Suppl., 403: 57–61, 2000.

(7) Geddes, J. R., Freemantle, N., Mason, J. et al.: SSRIs versus other antidepressants for depressive disorder. Cochrane Database Syst. Rev., CD001851, 2000. Review. Update in: Cochrane Database Syst. Rev., CD001851, 2006.

(8) Hammad, T. A., Laughren, T., Racoosin, J.: Suicidality in pediatric patients treated with antidepressant drugs. Arch. Gen. Psychiatry, 63: 332–339, 2006.

(9) Melander, H., Ahlqvist-Rastad, J., Meijer, G. et al.: Evidence b(i)ased medicine-selective reporting

from studies sponsored by pharmaceutical industry: review of studies in new drug applications. BMJ, 326: 1171–1173, 2003.

(10) Kragh-Sørensen, P., Stage, K. B.: The concept of melancholia and antidepressant treatment. Salud. Mental., 27: 1–7, 2004.

(11) Kuhn, R.: The treatment of depressive states with G 22355 (imipramine hydrochloride). Am. J. Psychiatry, 115: 459–464, 1958.

(12) Olfson, M., Marcus, S. C., Druss, B. G.: Effects of Food and Drug Administration warnings on antidepressant use in a national sample. Arch. Gen. Psychiatry, 65: 94–101, 2008.

(13) Parker, G., Mitchell, P., Wilhelm, K. et al.: Are the newer antidepressant drugs as effective as established physical treatments? Results from an Australasian clinical panel review. Aust. NZ J. Psychiatry, 33: 874–881, 1999.

(14) Rambelomanana, S., Depont, F., Forest, K. et al.: Antidepressants: general practitioners' opinions and clinical practice. Acta Psychiatr. Scand., 113: 460–467, 2006.

(15) Stassen, H. H., Angst, J., Hell, D. et al.: Is there a common resilience mechanism underlying antidepressant drug response? Evidence from 2848 patients. J. Clin. Psychiatry, 68: 1195–1205, 2007.

(16) Stone, M., Laughren, T., Jones, M. L. et al.: Risk of suicidality in clinical trials of antidepressants in adults: analysis of proprietary data submitted to US Food and Drug Administration. BMJ, 339: b2880, 2009.

(17) Taylor, M. J., Freemantle, N., Geddes, J. R. et al.: Early onset of selective serotonin reuptake inhibitor

antidepressant action: systematic review and meta-analysis. Arch. Gen. Psychiatry, 63: 1217–1223, 2006.

(18) Turner, E. H., Matthews, A. M., Linardatos, E. et al.: Selective publication of antidepressant trials and its influence on apparent efficacy. N. Engl. J. Med., 358: 252–260, 2008.

(19) Tzanakaki, M., Guazzelli, M., Nimatoudis, I. et al.: Increased remission rates with venlafaxine compared with fluoxetine in hospitalized patients with major depression and melancholia. Int. Clin. Psychopharmacol., 15: 29–34, 2000.

(20) von Frenckell, R., Ansseau, M., Serre, C. et al.: Pooling two controlled comparisons of milnacipran（F2207）and amitriptyline in endogenous inpatients. A new approach in dose ranging studies. Int. Clin. Psychopharmacol., 5: 49–56, 1990.

双極性障害をどう診立てるか？

Ⅰ　はじめに

気分障害の受療者数が推定百万人に達する中で、双極性障害が臨床医の注目を集めている。その背景には治療抵抗例や遷延性うつ病の急増があり、ディスチミア親和型うつ病や非定型うつ病なども大きな話題となっている。慢性化したうつ病の増加に伴って、従来の休養を中心としたアプローチに代わり、認知行動システム分析精神療法（CBASP）や行動活性化、エクササイズ療法なども行われている。双極性（bipolarity）の診断、すなわち双極性とは「感情調節機構の異常（衝動性を含む）＋概日リズムの調節障害」と考えることができ、気分の変動に伴うトラブルの有無、活力亢進期間の有無、その持続期間、その間の特別な行動（活動過多や多弁）、睡眠欲求の低下の確認が重要となる。また、欧米では双極性うつ病全盛の時代を迎えているが、新規抗うつ薬が多数例に長期間にわたって投与されており、薬剤誘発性気分障害に対する警告が必要と考える。

新規抗うつ薬は情動調節の脳内回路に対して強力な薬理作用を及ぼすことが明らかであり、精神科診断の定石として、内因である双極性の前に、まず外因である薬剤に留意すべきであると考える。

Ⅱ　現代における双極性障害の急増

米国の成人における双極性障害の生涯有病率は他の国よりも高く、およそ2％で、小児についても１９９５年にはほんのわずかであったものが、２００３年には10万人あたり８００人を超えている[8]。一方、わが国においても双極性障害の患者数は急増していることが報告されている[7]。そして、現代の双極性障害は、クレペリンが提唱してきた従来の「躁うつ病」とは異なるものと考えられる。

近年、双極性障害と診断されている患者の中には、双極スペクトラム的な患者が多く、これが双極性障害の急増に関係していると考えられる。

現在、うつ病医療が抱える問題の一つとして、うつ病の臨床像の多様化により、診断や治療に苦慮するケースが増加していることが挙げられる。これは、病因論をいっさい排除し、症状の数と持続期間のみでうつ病の診断を行う操作的診断法としてのＤＳＭ-Ⅳ分類が浸透し、うつ病の概念が大きく広がったことによる。そして、従来は別々の疾患として扱われてきた単極性うつ病と双極性障害の境界が曖昧になるという現象が起こっている。

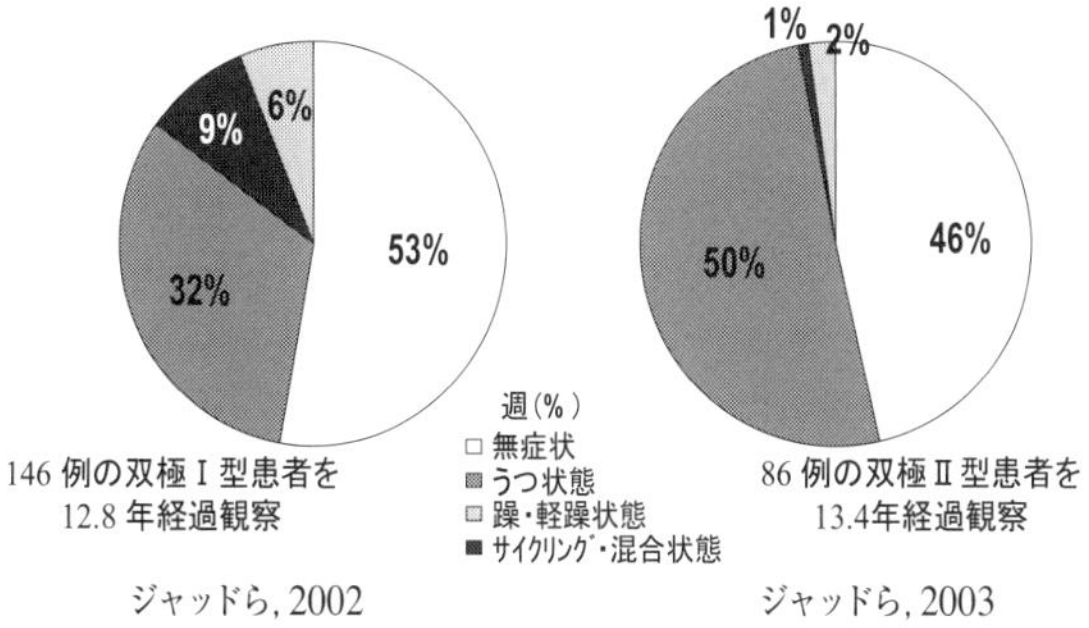

図1　双極Ⅰ型およびⅡ型障害の長期経過[5][6]

Ⅲ　双極性障害の臨床的焦点としてのうつ病エピソード

双極性障害では躁病相の診断が困難である。躁病エピソードを重視していた時代もあったが、ジャッドらによる10～20年間の経過観察の報告（図1）[5][6]にもあるように、双極性障害の患者は人生の大部分をうつ病相で過ごしており、自覚症状やQOL(quality of life)の面からもうつ病相を中心とする治療にシフトする傾向がある。

さらに、患者自身も躁病エピソードや軽躁病エピソードについてはむしろ〝調子のよい状態〟ととらえているため自ら医療機関を受診することは少なく、ほとんどの患者がうつ病相時に受診している。そして、躁病エピソードの既往に医師も患者も気づかずに、単極性のうつ病として治療が継続されている症例も多い。この問題を解決するために、欧米では躁病相の確認を念頭に置いたスクリーニングが非常に盛んに行われており、最も有名なものがハーシュフェルドの気分障害質問票（ＭＤＱ）である。[4] これは、過去の気分高揚のエピソードを探すための質問票である。

ＭＤＱは有用なスクリーニングツールとして各国で翻訳され使用されているが、実際にはＭＤＱの診断基準に該当する患者が少ないため、基準を緩めるように改変すべきという意見もある。私はスクリーニングツールには限界があり、診察において医師が目の前の患者や家族から十分に話を聞くことが適正な診断を行う基本と考えている。

Ⅳ　双極スペクトラムの概念

双極性障害の診断において最も問題となるのは、閾値下のいわゆるソフト双極スペクトラムの患者をどう取り扱うかである。明確な双極Ⅰ型、あるいはⅡ型障害の診断で迷うことは少ないが、気分循環性障害や、急速に気分が変化するような症例、抗うつ薬で気分の高揚が出現した症例の取り扱いに苦慮している。世界の趨勢では、これらの症例はすべて双極スペクトラムに含まれ、双極性を有するために気分安定薬が有効とされている。

しかし、私はこの中で、抗うつ薬の投与に伴う軽躁状態の発現については区別すべきだと考えている。双極性の視点だけで抗うつ薬によるアクティベーション（activation）の問題を捉えてしまうと、軽躁状態の発現の原因が患者本人の問題となり、抗うつ薬による作用ではないという見解に陥ってしまう。これらの中には抗うつ薬が引き金となって生じた薬物誘発性の躁状態というものもあり、特に脳の発達が未成熟な若年者ではそのリスクを持ち合わせていることを忘れてはならない。

そもそも、急速に上下動する気分の変動で、気分感情のコントロールがうまくできない傾向が素因として顕著な場合を双極性と呼んできた。つまり、双極性の概念は感情調節とリズム調節機構がうまくいかず、スイッチが切り替わりやすくなっている状態である。しかし、抗うつ薬を投与することで急速な気分の変動を生じる可能性もあり、その証拠に、疾患を有していない健康成人に抗うつ薬を投与すると気分調節の不安定化を発現する可能性が示唆されている。

このような双極性を有する患者に従来の双極Ⅰ型障害を中心とした双極性障害と同様な治療をすることは間違いであるというのが私の考えである。

Ⅴ　双極性障害の鑑別のポイント

双極性障害を鑑別するにあたって、明らかな躁病エピソードが出現する双極Ⅰ型障害は診断がつきやすいが、双極Ⅱ型障害の「軽躁」に気づくのは困難である。双極Ⅱ型障害の診断のポイント

表1　双極スペクトラム障害の診断基準[2]

A　少なくとも1回以上の大うつ病エピソード
B　自発性の軽躁ないし躁病エピソードがない
C　以下のうちの1つおよびDのうち少なくとも2つ、あるいは以下の2つとDの1つを満たす
　1　一度親族に双極性障害の家族歴
　2　抗うつ薬誘発性の躁病ないし軽躁病
D　Cの基準を満たさない場合は、以下の9項目のうち6つを満たすこと
　1　高揚（発揚）性人格
　2　再発性の大うつ病エピソード（3回以上）
　3　短期大うつ病エピソード（平均3カ月以下）
　4　非定型的抑うつ症状
　5　精神病性の大うつ病エピソード
　6　早期の大うつ病エピソードの発症（25歳以下）
　7　産後うつ病
　8　抗うつ薬の効果の消退（予防投与ではなく急性期に）
　9　3種類以上の抗うつ薬による治療に反応しない

は、うつ病相の直前や直後の軽躁症状の発現、若年発症のうつ病では双極性障害の可能性も考慮する必要があるということである。また、双極性は気分のスイッチの存在をつかむことが大切となる。

しかし米国では、双極性障害と診断のついた症例の半分以上が実際には双極性障害ではなく過剰診断されていたという研究報告が発表され、軽躁病の判断の難しさが示された。

２００１年に報告されたガミーとグッドウィンの双極スペクトラム障害の診断基準（表１）は、このような問題を解決する一つの手段となる。[2] 大うつ病があり、明確な自発性の軽躁ないしは躁病エピソードがなく、抗うつ薬による気分高揚のエピソード

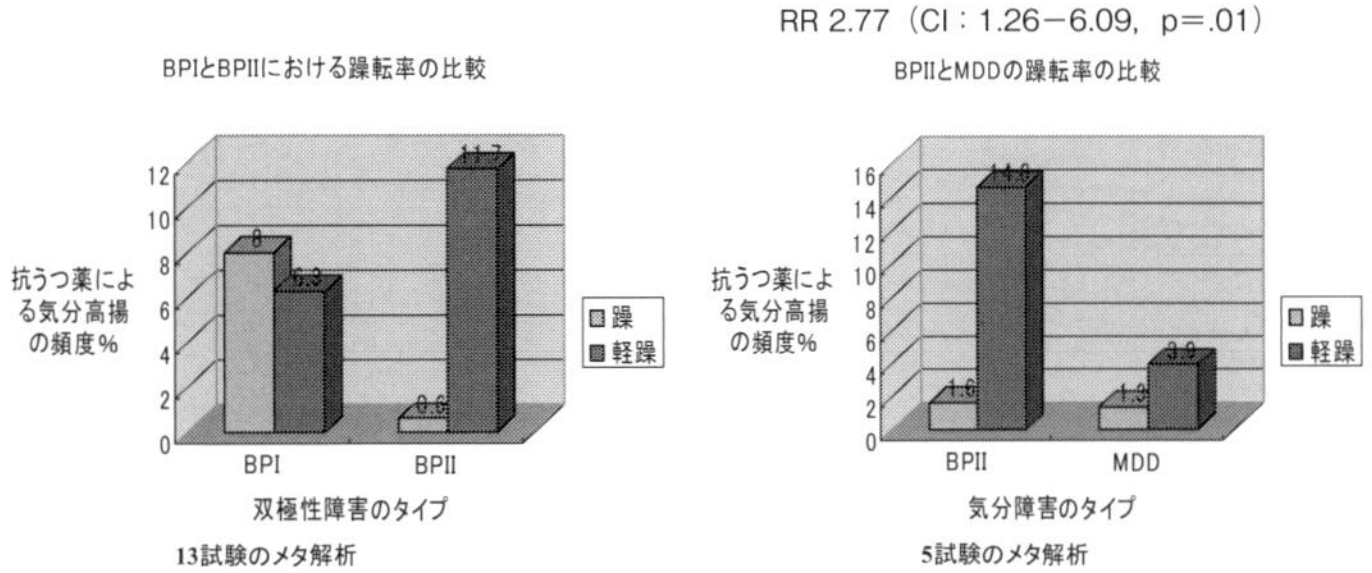

BPⅠ：双極Ⅰ型障害、BPⅡ：双極Ⅱ型障害、MDD：大うつ病性障害

図2　気分障害の各タイプでの抗うつ薬による気分高揚出現の比較[1]

があったか、あるいは表中Dの9項目のうち6つを満たすという厳しい基準で双極性障害を診断する。この診断基準を厳格に使用することで、双極スペクトラム障害の診断は減少する可能性が高く、過剰診断のリスクを考えれば有用性は高いと考えられる。

また、双極性障害と単極性のうつ病を見分けるためには、長期経過を追跡することも大切である。双極性障害は若年に発病し、悪化も改善も急激であり、最初に感情面の症状に現れるというのが特徴的である。

実際にへガールらは、単極性うつ病では数週間以上にわたって徐々に気分が低下するのに対して、双極性うつ病では、トリガー的な事態から1週間程度で気分が落ちていき、気分のスイッチの切り替わるスピードが速いと報告している[3]。

また、抗うつ薬に対する反応性も異なり、たとえば、双極性うつ病では抗うつ薬に対する非反応率が高く、アクティベーションや自殺関連行動（suicidality）が出現しやすい。実際に双極Ⅱ型障害と大うつ病性障害の抗うつ薬による気分高揚の頻度を比較すると、大うつ病性障害の方が低い（図２）。[1] そのため、双極性障害の抗うつ薬に対する反応性を確認することは、治療管理に重要であるが、薬剤への反応性によって診断を行うのではなく、あくまで診断は医師が診察、問診によって行うという医療の原点を忘れてはならない。

Ⅵ　双極性うつ病全盛時代における薬剤誘発性気分障害の警告

ＳＳＲＩを含めて、向精神薬はかなり強力な薬理作用を有しており、健常人でも様々な向精神作用を示し、行動面の変化を生じる。ＳＳＲＩを生きているサルに投与した実験では、投与３～４時間後にセロトニンの再取り込みが強力に阻害され、シナプス間隙のセロトニンレベルが３～４倍にも上昇することが示されている。このような状態が持続するとトランスポーターは減少し、受容体の感受性も低下する。つまり、脳のセロトニンレベルが急激な変化を起こすことになり、扁桃体や眼窩前頭皮質、背側、帯状皮質などが相当に不活性化する。それによって、恐怖感やこだわりの低下が起こる。これが抗うつ薬の一つの薬理作用である「まあいいか」という感覚の創出である。真面目でこだわりが強く、全か無かという極端な思考に陥りやすいうつ病患者には重要な作用であるが、この作用は健常人にも発現することがある。そのため、双極スペクトラムの患者で、抗うつ薬による気分高揚の出現のように、向精神薬のリスクを研究する精神薬理ハザード学という視点も考慮に入れる必要がある。

以上から、双極性障害の患者に対しては、双極Ⅰ型障害をモデルとした治療を盲目的にあてはめるべきではない。また、現在の薬物療法のエビデンスは双極Ⅰ型障害に対するものであり、双極Ⅱ型障害や双極スペクトラムに対するエビデンスはないということを念頭に置いて使用すべきである。したがって、気分安定薬などの安易な長期投与も避けるべきである。

２００８年の米国精神医学会の双極性に関する会議において、サックス教授は「安易な診断（casual diagnosis）を慎むべき」と発言しており、双極スペクトラムの安易な診断と、それに対する無期限の薬物療法が患者を不安定化させる危険性について警鐘を鳴らしたい。

文献

（1）Bond, D. J., Noronha, M. M., Kauer-Sant'Anna, M. et al.: Antidepressant-associated mood elevations in bipolar II disorder compared with bipolar I disorder and major depressive disorder: a systematic review and meta-analysis. J. Clin. Psychiatry, 69: 1589–1601, 2008.

（2）Ghaemi, S. N., Ko, J. Y., Goodwin, F. K.: The bipolar spectrum and the antidepressant view of the world. J. Psychiatr. Pract., 7: 287–297, 2001.

(3) Hegerl, U., Bottner, A. C., Mergl, R. et al.: Speed of onset of depressive episodes: a clinical criterion helpful for separating uni- from bipolar affective disorders. Neuropsychiatr., 22: 92–99, 2008.

(4) Hirschfeld, R. M.: The Mood Disorder Questionnaire: a simple, patient-rated screening instrument for bipolar disorder. Prim. Care Companion J. Clin. Psychiatry, 4: 9–11, 2002.

(5) Judd, L. L., Akiskal, H. S., Schettler, P. J. et al.: The long-term natural history of the weekly symptomatic status of bipolar I disorder. Arch. Gen. Psychiatry, 59: 530–537, 2002.

(6) Judd, L. L., Akiskal, H. S., Schettler, P. J. et al.: A prospective investigation of the natural history of the long-term weekly symptomatic status of bipolar II disorder. Arch. Gen. Psychiatry, 60: 261–269, 2003.

(7) 厚生労働省「平成17年度患者調査」２００５

(8) Moreno, C., Laje, G., Blanco, C. et al.: National trends in the outpatient diagnosis and treatment of bipolar disorder in youth. Arch. Gen. Psychiatry, 64: 1032–1039, 2007.

レジリアンスの視点から見た抗うつ薬の作用とうつ病治療

I　はじめに

うつ病の診断で治療を受ける患者が急増し、百万人を超える状況となった今日、その診断や医療のあり方が問われている。１９９９年にわが国で最初の選択的セロトニン再取り込み阻害薬（selective serotonin reuptake inhibitor：SSRI）であるフルボキサミンが登場後、積極的な疾患啓発とアメリカ型の市場原理社会への変貌もあいまって、うつ病の診断で治療を受ける患者は驚くほど増加したが、軽症例の受診が増え、今やうつ病診断の拡散が論議の的となっている。

三環系抗うつ薬（tricyclic antidepressant：TCA）の時代には、積極的な抗うつ薬による薬物療法の適応症として内因性うつ病、仮面うつ病が主な治療のターゲットであり、80年代半ばまではうつ病の診断で治療を受けている患者は推定10万人以下に過ぎなかった。この時代の抗うつ薬の適応はメランコリー型のうつ病で、従来診断で反応性うつ病や神経症性うつ病と診断された患者の場合には抗うつ薬が補助的に用いられることはあっても、治療の主体は心理社会的な側面からの治療であった。現在うつ病治療の標準となっている休養といわゆる小精神療法、抗うつ薬を中心とした薬物療法は、まさにこの時代のメランコリー型うつ病を念頭に置いたものであった。内因性と反応性、神経症性うつ病の鑑別は臨床的には困難な場合も多く、小精神療法を提唱した笠原嘉は、一見反応性に見えるうつ病も内因性の要素を有することが多く、内因性非精神病性うつ病の概念を示し、内因性うつ病の範囲をいわゆる軽症うつ病まで広げた。

今日多くの臨床医がこのスタンスで治療を行っているのが実情であるが、多様な抑うつ症状を訴えて受診する症例が急増した今日、こうした消耗したエネルギーを充電するような治療アプローチだけでは対応できない時代となっている。今やメランコリー型うつ病も含めて、うつ病治療や抗うつ薬の果たす役割や治療のゴールを、新たな治療モデル、回復モデルで見直すことが急務となっている。

ここでは、うつ病に対する治療の果たす役割、特に抗うつ薬の果たす役割をレジリアンス(resilience、回復力)という視点で再検討し、多様なうつ病時代の新たな治療モデルを提示したい。

Ⅱ　疾患中心モデルと薬物中心モデル

表1　向精神薬の作用の二つのモデル[8]

○疾患中心モデル
−薬物は異常な脳の状態を是正する
−治療効果は推定される脳の病理に由来する
−効果は患者と健常者では異なる
−パラダイム：糖尿病に対するインスリン
○薬物中心モデル
−薬物は異常な脳の状態を生じる
−治療効果は社会的な文脈に依存し、それに伴って生じる
−効果は患者と健常者で違いはない
−パラダイム：社交不安に対するアルコール

1　疾患中心モデルに基づいた現在のうつ病治療の問題

現在多くの医師がうつ病の薬物療法を行う際に、暗黙のうちにモノアミン仮説を念頭に置いているのが実情である。抗うつ薬の効果発現も、こうした証明されていない仮説に基づいた受容体やモノアミンの変化を推測して理解しているのである。しかし、こうした証明されていない仮説に基づいた疾患中心モデルでは、薬物のリスクやベネフィットと、回復のプロセスを理解するのには不適切なことが明らかとなってきている。

これに関しては最近、モンクリーフとコーヘンが、うつ病治療においても疾患中心モデルではなく薬物中心モデルで見ることの必要性を提唱している（表1）[8]。疾患中心モデルでは、薬物は異常な脳の状態を正常化し、治療の効果は推定される病態に対して発揮される。また薬物の効果は、病態のない健常者と患者では異なっていると考えられている。薬物の役割は糖尿病に対するインスリンのようなものである。

2　薬物中心モデルから見た抗うつ薬の果たす役割

それに対して薬物中心モデルでは、薬物はむしろ異常な脳の状態を生じると考えられている。治療の効果は薬物が投与される社会的な文脈すなわち状況によって異なると考えられる。疾患中心モデルとは異なり、薬物の効果も健常者と患者の間で違いがない。ちょうど社交不安に対するアルコールのようなものである。

うつ病に対する抗うつ薬の役割も、現状では疾患中心モデルで行われている。ＳＳＲＩなどの抗うつ薬はうつ病患者の脳内のセロトニン系の異常を是正すると想定されている。したがってＳＳＲＩが効果を発揮するのもこうした病態に対してであり、昔から抗うつ薬は健常者にはなんら効果を発揮せず、うつ病患者においてのみ気分や意欲の改善効果を有すると見なされてきた。したがってうつ病と診断した場合、推定される脳内の異常を是正するためには、抗うつ薬の投与が必要かつ欠かせないものと見なされる傾向がある。

ＴＣＡは認知や運動パフォーマンスに対する悪影響があるが、現在うつ病の薬物療法の第一選択となっているＳＳＲＩは健常者の認知機能などに有意な影響を及ぼさないと考えられてきた。しかし、ＳＳＲＩは健常者であっても眠気や鎮静作用を示すだけでなく、時に非常に不快な不安焦燥や賦活作用を示すことがある。抗うつ薬は健常者の気分には有意な作用を示さないと考えられているが、最近の研究では感情刺激の認知を変化させる作用を有することが明らかとなっている。

Ⅲ　うつ病治療とレジリアンス

前述のごとく、現在一般向けに行われるうつ病の疾患啓発で伝えられる情報は、ほぼ内因性うつ病を念頭に置いたものである。多くの場合、休養とサポートに抗うつ薬を組み合わせた治療アプローチはリスクが低く無難なものであるが、かつて逃避型うつ病、最近ではディスチミア親和型うつ病と呼ばれるケースの受診が増加した今日では、必ずしもこうした内因性うつ病、メランコリー親和型うつ病の病態を考慮した治療アプローチが適していないばかりか、逆効果となる可能性が明らかとなってきている。

従来型の治療では、休養や小精神療法、抗うつ薬のいずれもが内因すなわち脳内のセロトニン系やノルアドレナリン系の機能の回復を促進することを念頭に置いたものであった。効果発現までのタイムラグや症状改善後の維持療法の期間なども、こうした仮説的な生物学的な異常とその正常化を推定したものであった。

しかし、うつ病患者が百万人を超え、多くの治療未終結患者、症状が不安定化した患者が存在する今日、従来型の治療アプローチだけでは対応が困難になっていることは、認知療法の隆盛や問題解決技法などのきわめて常識的な対処法への関心の高まり、従来タブーであった行動活性化療法、運動療法の提唱などからも明らかである。

１９９９〜２００５年までの６年間で、単極性うつ病を中心とする気分障害の診断で治療を受けている患者は推定約45万人から92万人へと倍増した。こうした短期間での急激な増加の裏では、かなりの数の患者が治療未終結で慢性化していると推測できる。うつ病の診断と治療を行う医師が全国に１万人いるとして、３カ月間に10人のうつ病患者が初診し、８人が治療終結し、２人は１年以上治療が継続すると仮定すると、３カ月ごとに全国で２万人、年間８万人の治療未終結病患者が生じることとなる。まさにこの期間に増加した患者数に相当するものである。なぜ多くの患者で治療が終了しないのであろうか。

１　レジリアンス（回復力）とは何か

多様化したうつ病患者の実態に即した新たな治療モデル、回復モデルとして、レジリアンス（回復力）という概念が有用である。

まずレジリアンスとは何か考えてみたい。レジリアント（resilient）とは元来は「跳ね返る、飛び返る、弾力のある、弾力性のある」という意味であるが、そこから転じて、「たちまち元気を回復する、復元力のある、陽気な溌剌とした」という意味の他、「不幸や困難、変化などにめげない、順応性のある」という意味に用いられる。その名詞形であるレジリアンス（resilience）は

「弾力、弾性、元気の回復力、不幸な変化からの回復力や順応力」という意味に用いられる。ここでは「回復力」という意味で統一して述べることとする。

今欧米では、特に小児や思春期のうつ病の予防としてレジリアンスが注目され、様々な本が出版されるとともに、レジリアンスを高めるトレーニングコースなども実施され、その有用性が検討されている。これは欧米における子どものうつ病や様々なメンタルヘルスの問題の急増と、その薬物療法の中心として広く用いられていたＳＳＲＩによる自殺関連行動（suicidalidy）のリスクが明らかになったことが関係している。児童虐待や両親の離婚など、様々な心理的、身体的ストレスにさらされている現代社会の子どもにとって、キッズ・ストレスマネージメントなどと呼ばれる子ども向けのストレス対処が必要な時代になっている。同じような逆境に置かれても、その強いストレスにうまく対処できる子どもと、ストレスに打ち負かされて様々な心の問題を生じる子どもはどこが違うのであろうか。こうしたストレスに対する脆弱性、ひいては、心理学者を中心にストレスからのレジリアンスがストレスに対する適応力を示す鍵となる概念として注目されている。

ストレスに対するレジリアンスにはかなり個体差があることが心的外傷後ストレス障害（ＰＴＳＤ）の研究などからも明らかにされている。例えば、サウスウィックらは、ベトナム戦争中に撃墜されて６～８年間も捕虜として拷問や独房への収容など極度のストレスを受けながらも、うつ病やＰＴＳＤを発症しなかった７５０人の男性パイロットを研究している[(10)]。これには神経心理学的な検査や脳の画像検査、ＤＮＡの検査などが含まれる。こうした極度のストレスに耐え抜いた人の心理的特徴すなわちレジリアンスとして10の特徴が明らかになった。それらは、(1)楽観主義、(2)利他主義、(3)確固とした道徳的な基盤を有していること、(4)信仰心や霊的なものを信じていること、(5)ユーモアがあること、(6)自分の役割モデルを持っていること、(7)他人との社会的なサポートを有していること、(8)恐怖を直視できること、(9)使命感を有していること、(10)何らかのトレーニングを受けていること、である。

こうしたレジリアンスという概念は、遺伝子や細胞のレベルから心理社会的なレベルにまたがる幅広いものであるが、前述のごとく、うつ病治療における抗うつ薬の果たす役割や、回復のモデルとしてのレジリアンスという視点でとらえ直すことが可能であり、臨床的にも非常に重要かつ有用と考える。

2　レジリアンスの視点から見た抗うつ薬の作用

最近スイスのアングストらのグループのスタッセンが、うつ病における抗うつ薬の役割に関して非常に興味深い研究報告を発表している。[11] これは抗うつ薬による治療反応性の背景には共通したレジリアンスのメカニズムがあるというもので、チューリッヒ大学で実施されたうつ病に対する抗うつ薬の臨床試験のデータを用いたものである。７種類の異なる抗うつ薬の効果を見るために行われたプラセボ比較対象試験のデータで、２８４８例の大うつ病患者が対象である。彼らは一次元および二次元治癒モデルを用いて、現在信じられている抗うつ薬の効果発現の遅れというドグマに挑戦している。効果発現の判定にはハミルトンのうつ病評価尺度の総得点の減少率を用いている。20％減少を改善、50％減少を反応と定義した。解析にはランダム効果モデルを用いている。

回復のプロセスは個々の患者によってかなり異なるが、治療開始後の時間とともに効果が認められ、ハミルトンのうつ病評価尺度の総得点が20％減少するのに12～14日（平均13日）、50％減少するのに18～20日（平均19日）で、従来いわれているほどの抗うつ薬の効果発現の遅れは認められなかったことを指摘している。これまでの評価尺度の平均得点の減少をプラセボ投与群と比較する方法では、プラセボと有意な差が認められるのが治療開始後3～4週目になることから、真の抗うつ薬の効果が発現するのには2週間以上かかるとされてきた。それ以前の改善はプラセボ効果と見なされてきたが、はたしてそうであろうか。彼らは、抗うつ薬投与群とプラセボ投与群両群の反応者だけについて症状の改善の時間経過を累積反応率で見ると、両群とも同じ時間経過で反応者が累積してくることを明らかにしている。

3　回復の引き金としての抗うつ薬

この結果からスタッセンらは、抗うつ薬は、うつ病からの回復に必要な状態への引き金、すなわち回復軌道に乗せ、それを維持する役割を果たしているという、現在多くの臨床医が信じているのとは異なる治療効果の視点を提唱している。さらに反応者に関しては、ランダム効果モデルに基づいたオッズ比解析の結果から、早期の改善はその後の持続的な反応の可能性が少なくとも3倍以上になることを示している。こうした結果から、うつ病患者の回復過程には、共通した生物学的な基盤を有するレジリアンスの要素が重要なことを指摘している。しかもこれまでの考えとは異なり、抗うつ薬であれプラセボであれ、投与により一旦回復軌道に入れば同じ時間経過をたどって回復することが示唆された[11]。

こうしたことから、うつ病の治療にあたっては、患者が本来有する心理社会的および生物学的なレジリアンスを高めることを目指した治療方法や治療薬の開発が望まれる。

Ⅳ うつ病治療における抗うつ薬の作用発現を巡る問題

従来抗うつ薬の効果発現には1～2週間の遅れがあると信じられてきた。これが投与初期における賦活症候群（activation syndrome）などの重大な中枢刺激症状の見逃しや、投与初期のきめの細かい症状観察の軽視につながった可能性がある。抗うつ薬の開発や抗うつ薬の効果発現のメカニズムの研究も、すべてがこの効果発現の遅れというドグマに沿って行われているのが現状である。

はたしてそうであろうか。多くの臨床医が投与2～3日後における改善や変化を経験している。これらの早期の改善や変化は通常プラセボ効果と見なされてきた。

こうしたドグマともなっている抗うつ薬の効果発現の遅れを再検討すべき時期に来ている。実は最初に登場した抗うつ薬のプロトタイプであるイミプラミンの効果発現について、その臨床効果の発見者であるクーン自身が、従来信じられているのとは異なり、かなり効果発現が早いケースがあることを述べている[6]。

1　TCAの効果発現

スイスのガイギー社によって開発された最初のTCAであるイミプラミン登場の歴史をたどると、現在われわれが考えているのとはかなり異なった形でその薬理作用の特徴が述べられていることに驚かされる。

イミプラミン登場の立役者ともいえるスイスのクーンは、イミプラミンの適応と効果発現に関して以下のように述べている[6]。「うつ状態の治療で最も重要な問題は、この薬剤の正しい適応を見出すことである。これには最大の困難を伴うが治療の成功全てが正しい適応が選択されることにかかっている。塩酸イミプラミンの主たる適応は疑いもなく単純な内因性のうつ病であり、（中略）こうした効果は治療2～3日後に急に現れ最大となることもあるし、1～4週間で徐々に、または急に現れることもある」

2 ＳＳＲＩの効果発現

一般的にＳＳＲＩのうつ病に対する効果発現はＴＣＡよりもさらに遅く、立ち上がりが悪いと信じられている。はたしてそうであろうか。最近英国のテイラーらは、ＳＳＲＩの効果発現に関して系統的レビューとメタ解析を行い、従来の予想とは異なる結果を報告している。[13]これはうつ病を対象とした28のプラセボ比較ランダム化試験の結果のメタ解析で、５８７２例の症例が含まれている。その結果、ＳＳＲＩによる治療では1週目の終わりには症状の改善が認められ、その後6週間も改善がゆっくりと続くことを示した。評価尺度の特定の変化だけを見ても、すでに1週目の終わりには症状の改善が認められることを示しており、従来からの効果発現の遅さとは異なる結果であった。

このように抗うつ薬の効果発現に関しては認識を改める必要がある。抗うつ薬が効果を発揮する場合には徐々に気力や関心が改善し、食欲や睡眠も改善してくる。悲嘆や絶望、自責感、希死念慮などの二次的な症状は遅れて改善する。抗うつ薬の効果は1～2週後でなく1～2日で出る。ＴＣＡでは食欲や睡眠が改善する。ＳＳＲＩでは、不安の改善や気分のゆったり感が出る。ノルアドレナリン再取り込み阻害作用の強い抗うつ薬では、意欲の改善効果が認められる。しかし、こう

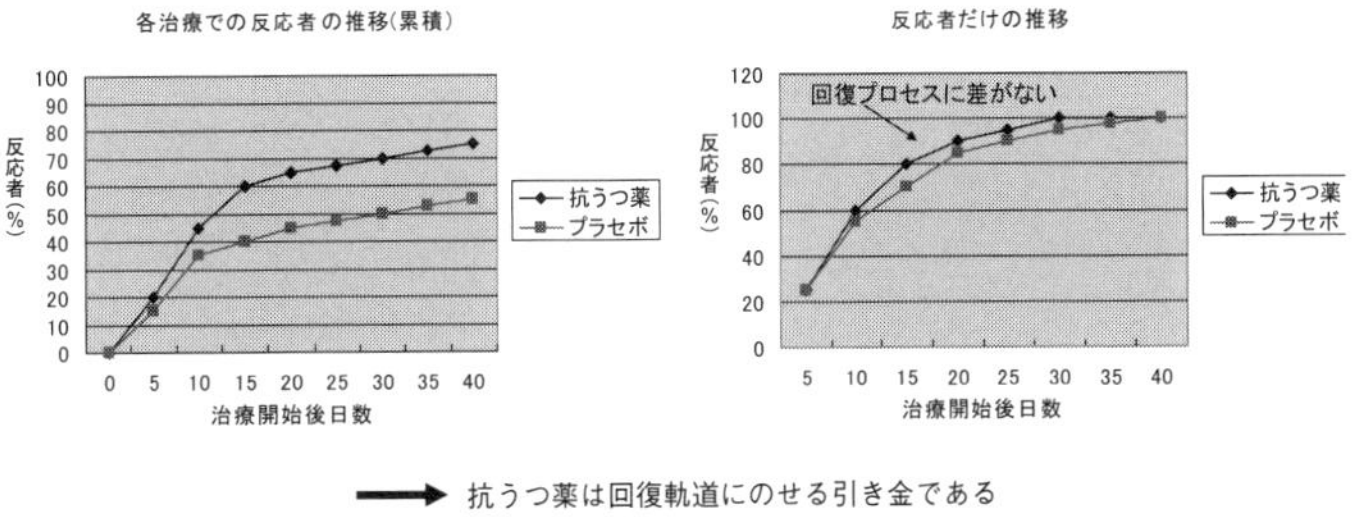

図1　抗うつ薬による回復のプロセス　　文献(11)より改変

した効果は微妙なものであり、投与量もかなり影響する。至適投与量以下では副作用しか認められない。いずれにしても、こうした微妙な効果を見出すためには、投与後第1週目における臨床医のきめの細かい観察が重要である。

3　抗うつ薬の効果発現

すでに三つの大規模な臨床研究により、抗うつ薬の作用発現が従来考えられているよりも早いことが示唆されている。スタッセンらのチューリッヒ大学のグループは、各々429例と1277例という多数例を対象にして抗うつ薬の効果発現を検討している[11]。彼らはハミルトンのうつ病評価尺度とツングの自記式抑うつ尺度を毎日実施し、効果発現について検討した。その結果は予想外で、1日目にはすでに測定可能な早期の効果が認められた。3日目には患者の20%が何らかの改善を示し、7日目までには患者の50%が改善を示していた。さらに注目すべきこととしては、最初の3週間に何らかの反応を示した患者の90%がその後完全寛解を示したことである。この研究では、プラセボとの差はすでに5日目に認められていた（図1）。

さらにオーストラリアのパーカーらも同様の報告をしている[9]。この研究では、患者は33日に1回自記式の気分の評価を実施するよう求められた。その結果、全例が最初の3日以内に不安や抑うつの減少を示していたが、非反応者では4～6日目までにほとんど改善が認められなかった。この研究でも、治療早期の1週間以内に何らかの改善が認められることがその後の反応の予測因子として重要であるということが示されている。

V　TCAとSSRIの作用の違い

1　TCAとSSRIの作用の違いを再検討する必要性

現在うつ病治療の中心となっているSSRIなどの新規の抗うつ薬は、はたして抗うつ薬と呼ぶべきだろうか。不安障害全般にわたる幅広い適応症を有するSSRIの作用はむしろ抗不安薬に分類すべきなのであろうか。最初の向精神薬が登場した当時のフランス学派の分類によれば、現在の抗うつ薬は感情賦活薬と呼ばれていた。SSRIもTCAと同様の感情賦活作用を有するのであろうか。これまで漠然とうつ病評価尺度の変化などからその臨床効果が推定されている各種抗うつ薬の作用を、新たな視点で検討したみたい。

2　感情賦活薬としてのTCAの作用

現在の精神薬理学の基礎を作ったドレーらの分類によれば、イミプラミンなどのTCAは感情賦活薬（thymoanaleptic）と位置付けられ、感情や意欲の賦活作用によりうつ病に対する治療効果を発揮すると考えられている。

3　感情麻酔薬としてのSSRIの作用

一方、セロトニンの再取り込みを選択的に阻害するSSRIは、うつ病だけでなく各種不安障害に対し幅広い効果を有するにもかかわらず抗うつ薬として位置付けられているが、むしろ感情麻酔薬（thymoanesthetic）と呼ぶのが適切であろう。SSRIのうつ病と不安障害にまたがる効果はその感情麻酔、すなわち不安や恐怖、強迫などの陰性感情の情報処理、認知を強く抑制することによるものと考えられる。

SSRIが精神機能に及ぼす作用は大きく三つの作用と考えられる。1番目に鎮静作用であり、2番目が中枢刺激ないし賦活作用である。3番目の作用が情動の鈍麻作用であり、これがSSRIの不安とうつにまたがる幅広い効果の背景となっている。性機能障害も実はある意味での情動鈍麻であり、SSRIによる性機能障害を訴える9割近くに伴う。

こうしたSSRIの中枢作用を、筆者は情動脱感作というモデルで考えている。これはSSRI

表2　SSRIの情動脱感作説（田島、2007）

○精神機能に及ぼす作用
　－鎮静作用 sedation
　－中枢刺激作用（賦活）　overstimulation、activation
　－情動の鈍麻　emotional numbness or blunting
○SSRIの作用
　－情動の脱感作を起こす
　－感情麻酔薬　thymoanesthetics
○心のキシロカイン　xylocaine de l'esprit

の急性投与では情動刺激に対して敏感となるが、反復投与により種々の受容体が脱感作されるのに伴って情動刺激に対する感受性が鈍麻することにより臨床効果を発揮するというものである。局所麻酔薬であるキシロカインの作用にたとえて、「心のキシロカイン」、ないしは「心の局所麻酔薬」と呼ぶことができる。こうしたＳＳＲＩの作用は、意欲や感情を高める感情賦活薬すなわち抗うつ薬の作用とは異なっており、むしろ感情麻酔薬と呼ぶのが妥当であろう（表2）。ＳＳＲＩの情動脱感作による感情麻酔薬作用は、最近の健常志願者を対象とした心理学的な実験からも支持されている。

例えば、英国のハーマーらは健常志願者を対象にして、ＳＳＲＩであるシタロプラムの急性投与による様々な情動の認知を及ぼす作用を検討している[(4)]。これは10段階の表情刺激を用いて各種情動の認知に及ぼすシタロプラム10㎎の静脈内投与の作用を検討したもので、たった1回の投与でも恐怖表情の認知と愉快表情の認知のいずれもが促進されることが明らかとなった。

その一方で、脳内の扁桃体や海馬、内側前頭皮質などは脳内における不安や恐怖反応の回路となっているが、ＳＳＲＩであるシタロプラムを４週間投与することにより恐怖刺激に対するこれらの部位の活性化が弱まることが、同じくハーマーらによって報告されている[4]。

快感情喚起時には瞬目反射が抑制され、不快感情喚起時には瞬目反射の促進が生じることが知られている。同じくハーマーらは、ＳＳＲＩであるシタロプラムと選択的ノルアドレナリン再取り込み阻害作用を有する抗うつ薬であるレボキセチンを７日間、プラセボを対照として二重盲検で投与し、感情喚起による驚愕瞬目反射へのこれらの抗うつ薬の影響を検討している[3]。その結果、自覚的な気分や不安には変化がなかったが、特にＳＳＲＩ投与時には中立、陽性、陰性の感情刺激いずれに対しても有意に瞬目反射が抑制された。特に陰性感情刺激に対する瞬目反射がほぼ完全に抑制されたことを報告している。

一方、ナットソンらは、健常志願者26人にパロキセチン20㎎を４週間投与し、敵意や恐怖などの陰性感情の認知に及ぼす影響を検討している[5]。その結果、４週間後の血漿パロキセチン濃度にはかなりのばらつきがある一方で、血漿中の濃度が高いほど陰性感情の認知が抑制されることが示された。それと同時に、他者との親密行動に及ぼす影響を見たところ、血漿中濃度が高いほど親密行動が増えることが示されている。

このように、各種ＳＳＲＩは、健常志願者であっても急性投与では一時的に陽性感情刺激と陰性

表3　SSRIはどんな作用を有しているのか（感情・認知機能に及ぼす作用）

○強力なセロトニン再取り込み阻害によるセロトニン1A受容体を介した伝達の促進と、セロトニン2A/2Cその他受容体のダウンレギュレーション背外側前頭前野の賦活、眼窩前頭皮質、扁桃体の抑制
○陰性の感情認知を抑制
○ゆったり感、神経質、こだわりの低下（“まあいいか効果”）（感情麻酔薬作用）
○さらに効きすぎると、“どうでもいい”に（感情遮断薬作用）
　－前頭葉症候群様に
　－とくに若年では注意
○鎮静と賦活、感情の鈍麻が生じる

感情刺激のいずれに関しても認知が促進される一方で、1～4週間の投与後には敵意や恐怖などの陰性情動の認知のみが強力に抑制されることが示唆されている。それに伴って、脳内の不安恐怖回路の活性化も抑制されることが示されている。これらのことから、SSRIはうつ病や不安障害などの有無にかかわらず、投与初期には一時的に情動刺激に対する感受性が高まる可能性がある一方で、1週間程度の反復投与によって強力に陰性感情の認知を抑える、まさに感情麻酔薬としての作用を有することが示唆される。

こうした視点でSSRIが感情や認知に及ぼす作用をまとめると、その強力なセロトニン再取り込み阻害作用によりシナプス後部セロトニン1A受容体を介した伝達を促進し、背外側前頭前野の賦活、眼窩前頭皮質や扁桃体の抑制により、陰性の情動認知を強力に抑制し、ゆったり感や神経質、こだわりの低下すなわち「まあいいか効果」とでも呼ぶべき感情麻酔薬としての作用を発揮する。しかしその一方で、効きすぎると、「どうで

もいいか効果」とでも呼ぶべき感情遮断薬作用が出るので注意が必要である。

臨床場面では予想以上に性機能障害やその背景にある情動鈍麻を示している患者が多いにもかかわらず、それに気づかずに治療している場合が多い。これは若年者や高齢者で出やすく、若年者ではアパシーに脱抑制や衝動性を伴う前頭葉症候群様の症状となる。一方、高齢者では、ＳＳＲＩによるアパシー症候群と呼ばれる無気力状態が出現し、うつ病の悪化と誤診されることもあるので注意が必要である。

いずれにしても、ＳＳＲＩの中枢作用が鎮静と賦活、感情の鈍麻であることを理解して用いることが必要である（表３）。

Ⅵ　多様なうつ病時代における新たな治療と回復モデルの必要性

うつ病患者百万人ともいわれる今日、再び症状レベルのうつ病診断だけではなくその発症要因や病態を考慮した治療を考えざるを得ない状況となっている。そうした中で、うつ病の病態モデルとしては脳のストレス潰瘍というモデルが有用である（図２）。実はうつ病に対する抗うつ薬の効果の出方や有効率は、消化性潰瘍に対する抗潰瘍薬の作用と似ている。ＳＳＲＩは嫌な感情を抑制し回復過程を促進する薬剤と考えることができる。この場合、治療のゴールは健康人のもつ幻想、す

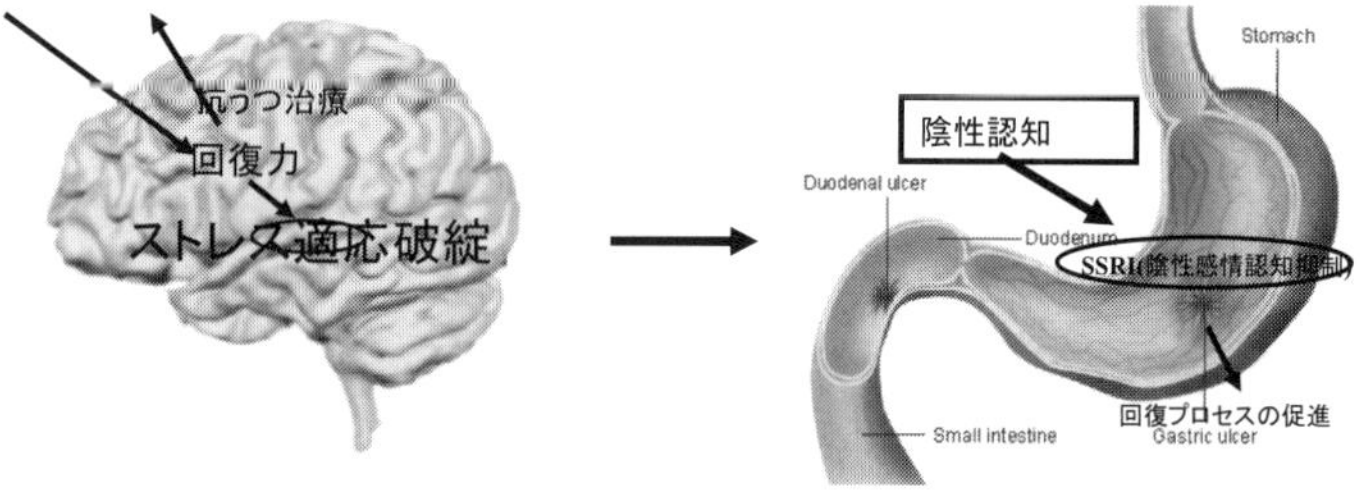

うつ病に対する抗うつ薬の効果の出方や有効率は消化性潰瘍に対する抗潰瘍薬の作用と似ている。

SSRIは有害刺激から防御し回復プロセスを促進する。うつ病治療のゴールは楽観バイアスの再獲得である。

図2　脳のストレス潰瘍モデルでうつ病を見る
ーレジリアンスが阻害された状態ー

なわち「なるようになる」「まあなんとかなる」という健康人の有する幻想を回復することである。

現在うつ病の心理療法としてわが国でも盛んに行われるようになってきているベック流の認知療法のモデルとは異なる認知モデルがある。これは抑うつリアリズムと呼ばれるもので、健康人ではポジティブバイアス（楽観バイアス）があり、多少抑うつ的になると立ち止まって考えてしまうため、健康人のもつこうした錯覚がなくなり、むしろ現実を正しく認識するようになるというものである。その一方で、重いうつ状態になるとネガティブな認知の歪みが顕著になるという説である。[1][7] 抑うつリアリズムモデルに立てば、うつ病治療のゴールは健康人のもつ楽観バイアスの回復ということになる（図3）。

こうした視点に立てば、最近多い非メランコリー型のうつ病に対して比較的ＳＳＲＩが有用なことも説明できる。例えばオーストラリアのアンドリュースらは、

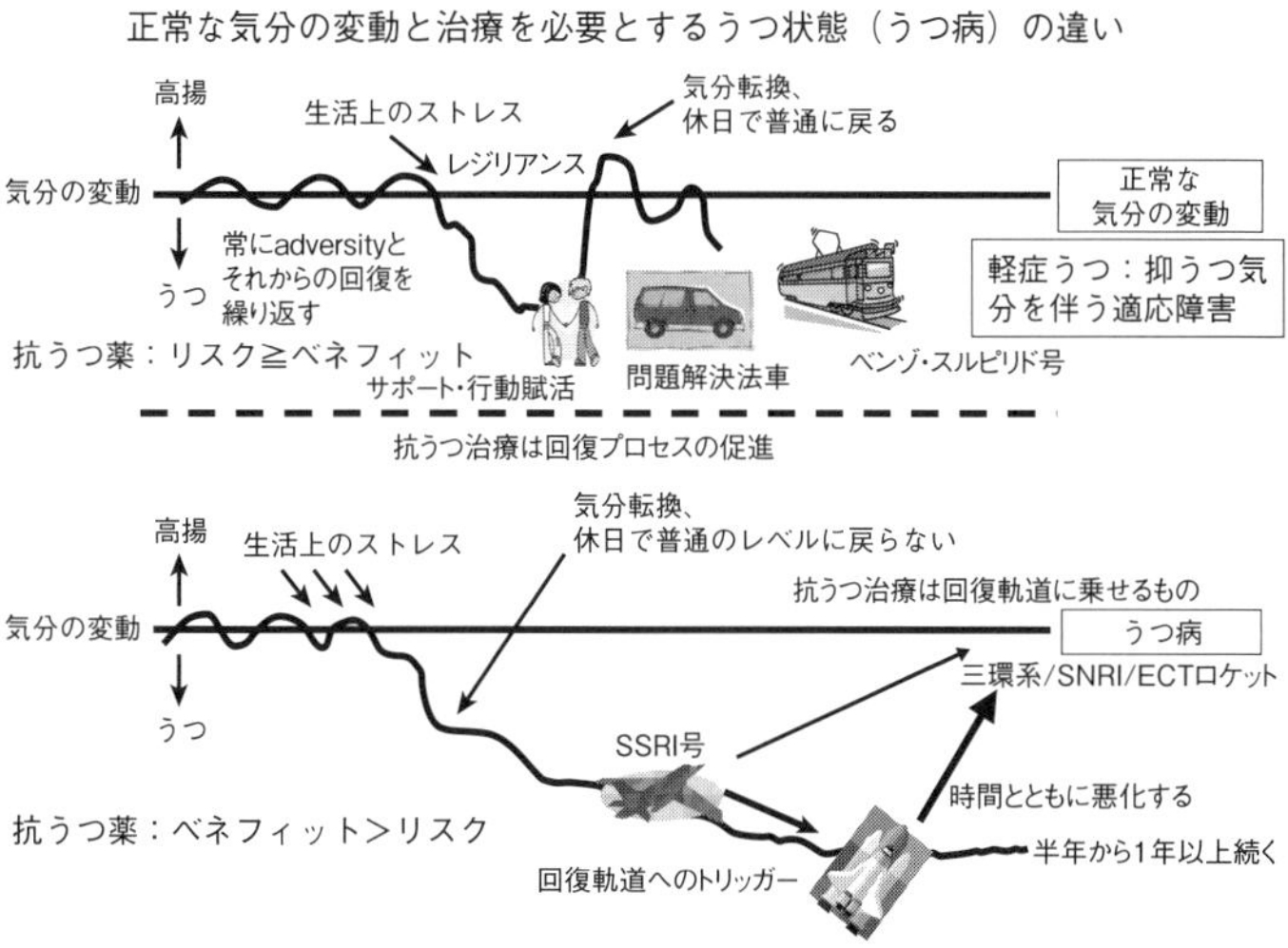

図3　レジリアンスの視点から見たうつ病治療

ＳＳＲＩが著効したうつ病患者53例に質問紙を用いて回顧的に調査した結果を報告している[2]。その結果、こうした患者では単にうつ病が改善しただけでなく、イライラや抑うつ傾向、心配性、神経質などが著しく改善し、認知スタイルも著しくポジティブに変化していることが明らかとなった。このことから、ＳＳＲＩは単にうつ病や各種不安障害に対する作用だけでなく、イライラや心配性、神経質、取り越し苦労を抑制することによりうつ病や不安障害が起こるのを防いだり、その期間を短縮したりして回復を促進する、抗心配性薬として作用すると述べている。

このようにＳＳＲＩを抗心配性薬として位置付けることもできるが、その作用の本質はむしろ感情麻酔薬と見なすのが妥当であろう。

VII　おわりに

多様なうつ病・うつ状態を呈する患者が受診する今日、うつ病に対する多剤大量投与が懸念されており、従来の疾患中心モデルではなく、ここに述べたような薬物中心モデルと、新たな回復モデルで治療を再検討すべき時期となっている。新たなうつ病の回復モデルによる治療アプローチと治療ゴールの設定が必要であり、ここではレジリアンスの視点から、うつ病治療における抗うつ薬による薬物療法の果たす役割を示すとともに、とその臨床的意義を述べた。

文　献

(1) Alloy, L. B., Abramson, L. Y.: Judgment of contingency in depressed and nondepressed students: Sadder but wiser? J. Exp. Psychol., 108: 441–485, 1979.
(2) Andrews, W., Parker, G., Barrett, E.: The SSRI antidepressants: exploring their “other” possible properties. J. Affect. Disord., 49(2): 141–144, 1998.
(3) Harmer, C. J., Shelley, N. C., Cowen, P. J. et al.: Increased positive versus negative affective

perception and memory in healthy volunteers following selective serotonin and norepinephrine reuptake inhibition. Am. J. Psychiatry, 161: 1256–1263, 2004.

(4) Harmer, C. J., Bhagwagar, Z., Perrett, D. I. et al.: Acute SSRI administration affects the processing of social cues in healthy volunteers. Neuropsychopharmacology, 28: 148–152, 2003.

(5) Knutson, B., Wolkowitz, O. M., Cole, S. W. et al.: Selective alteration of personality and social behavior by serotonergic intervention. Am. J. Psychiatry, 155: 373–379, 1998.

(6) Kuhn, R.: The treatment of depressive states with G22355（imipramine hydrochloride）. Am. J. Psychiatry: 459–464, 1958.

(7) Lewinsohn, P. M., Mischel, W., Chaplin, W. et al.: Social competence and depression: the role of illusory self-perceptions. J. Abnorm. Psychol., 89: 203–212, 1980.

(8) Moncrieff, J., Cohen, D.: Do antidepressants cure or create abnormal brain states? PLoS Med., 3: e240, 2006.

(9) Parker, G., Roy, K., Menkes, D. B. et al.: How long does it take for antidepressant therapies to act? Aust. N Z J. Psychiatry, 34: 65–70, 2000.

(10) Southwick, S. M., Vythilingam, M., Charney, D. S.: The psychobiology of depression and resilience to stress: implications for prevention and treatment. Annu. Rev. Clin. Psychol., 1: 255–291, 2005.

(11) Stassen, H. H., Angst, J., Hell, D. et al.: Is there a common resilience mechanism underlying antidepressant drug response? Evidence from 2848 patients. J. Clin. Psychiatry, 68(8) : 1195–1205, 2007.

(12) Takano, A., Suhara, T., Ichimiya, T. et al.: Time course of in vivo 5−HTT transporter occupancy by fluvoxamine. J. Clin. Psychopharmacol., 26: 188–191, 2006.

(13) Taylor, M. J., Freemantle, N., Geddes, J. R. et al.: Early onset of selective serotonin reuptake inhibitor antidepressant action: systematic review and meta-analysis. Arch. Gen. Psychiatry, 63: 1217–1223, 2006.

抗うつ薬の光と影

Ⅰ　はじめに

１９９９年にわが国初の選択的セロトニン再取り込み阻害薬（selective serotonin reuptake inhibitor：SSRI）としてフルボキサミンが登場してから早くも10年以上が経過したが、気分障害の診断と治療をめぐる状況は大きく様変わりしている。この10年間に気分障害の診断で治療を受けている患者の数は推定40万人台から倍増し、百万人以上になり、抗うつ薬の売り上げも年間、百数十億円であったものが一千億円近くになっている。自殺対策の重要な柱としてうつ病の早期発見・早期治療が重視され、専門医への紹介が診療報酬の面からも推進されることとなった。

しかしその一方で、年間３万人を超える自殺者数が10年以上続いているばかりでなく、若年成人や小児思春期のうつ病に対する抗うつ薬の自殺関連行動（suicidality）のリスクが明らかとなってきている。「うつ病は心の風邪」をキャッチフレーズに行われた疾患啓発により受診者数は急増したが、ディスチミア親和型うつ病を代表とする新たなうつ病のサブタイプの提唱とともに、うつ病診断の範囲の広がりが議論の的となっている。国際的にも操作的な診断基準に基づいた疾患概念の普及とそれによる治療薬の売り上げの増加が「病気を売る、病気作り」（ディジーズ・モンガリング diseases mongering）ないしは「病気の売り込み」（selling sickness）として批判され、ＳＳＲＩを中心とする新規抗うつ薬のリスクとベネフィットが再び大きな問題となっている。

ここでは、ＳＳＲＩを中心とする新規抗うつ薬の登場がもたらした光と影を社会経済的な視点も含めて検討し、ＳＳＲＩによる自殺関連行動のリスクをその中枢作用、特に衝動性と攻撃性に対する作用を中心に考えるとともに、抗うつ薬の作用を新たな視点で考えてみたい。

Ⅱ　新規抗うつ薬の登場がもたらした光と影

ＳＳＲＩやセロトニン・ノルアドレナリン再取り込み阻害薬（serotonin-noradrenaline reuptake inhibitors : SNRI）などの登場により、うつ病や各種不安障害の基礎的および臨床的研究が加速し、精神疾患に対するスティグマが少なくなったのは事実であるが、その一方で、現在の精神科薬物療法に潜む重大な問題が指摘されている。一つは薬物関連の境界侵犯（drug-related boundary-invasion）とでも呼ぶべき問題である。[11] すなわち抗うつ薬の有用性に関して、クーンはイミプラミンの効果は内因性の病像を有するうつ病において明らかであることを明言しているが、[16]

新規の抗うつ薬に関しても中等症以上のうつ病に限られており、軽症のうつ病に関してはプラセボに優る効果が示されていないのにもかかわらず相当な量の処方が行われている点である。

邦訳『抗うつ薬の功罪』の著者であるヒーリーは英国ＢＢＣ放送のインタビューに答えて、「もしあなたが自殺を考えるほどの重いうつ病に罹ったならば抗うつ薬を飲むことをお勧めする。しかし、もしあなたが人生上の悩みで一時的に落ち込んだだけにすぎないのに抗うつ薬を飲むとすれば、それはあなたの仕事、あなたの家庭、あなたの命をかけることになります」と、驚くべき警告を発している。

二つ目の問題はブランドファシズムと呼ばれる問題で、コストの非常に高い一部の新規向精神薬が推奨され、市場を独占している点である。最近では様々な再検討により、新規向精神薬のメリットが過度に強調されていたことが明らかになりつつある。

三つ目の問題点は出版バイアスが意図的に行われていた点である。マーケティングの視点からいえば、ランダム化試験の結果は、まさにギリシャ神話に登場する、触れたものが何でも金に変わるミダス王のようなものである。ヒーリーは現在のＥＢＭ（evidence based medicine）の基礎となるエビデンスには重大な欠陥があり、新たなアネクドクタリズムすなわち都合のよい結果のみの報告に過ぎないと指摘している[11]。さらに副作用が少なく安全性が高いということで広く用いられるようになった新規抗うつ薬に予想以上のリスクが存在することから、再び短期の臨床試験で得られ

表1　現在の精神科薬物療法に潜む問題点(11)

薬物関連境界侵犯
–サブクリニカルな症状への投薬
・操作的な診断がそれを加速
–「病気を売る、病気作り」（ディジーズ・モンガリング）
・ブランド・ファシズムが過剰な疾患啓発に（アップルバウム, 2004）
Evidence b(i)ased medicine（エビデンスに歪められた医学）
– RCT の出版バイアス
・ネガティブデータが未公表
–スウェーデンの例（メランダーら, 2003）、米国も同様（ターナーら, 2008）
・ゴーストライティング
–ベネフィットの誇張とリスクの過小評価
・効果の誇張（カーシュら, 2008 / バルブイら, 2008）
–短期の効果と患者にとっての有用性は違う

た効果すなわち評価尺度の得点のわずかな違いと、長期的な有用性すなわち患者が元の状態に戻って普通の生活ができるようになることの違いを考えるべきであると主張している（表1）(11)。

1　SSRIの出版バイアスをめぐる問題

最近SSRIを中心とする新規抗うつ薬の有用性が再び論議の的となっている。スウェーデンのメランダーらは2003年に、うつ病に対するSSRIのデータには重要な出版バイアスがあり、未公表の主にプラセボに勝てなかった臨床試験のデータを合わせると、SSRIの効果は公表されたデータよりもかなり劣ることを、スウェーデン政府に申請されたデータの解析結果から指摘している。[19]ごく最近、米国のターナーらも、米国食品医薬品局（FDA）への申請データの解析結果から同様の指摘を行い、従来いわれているよりも新規抗うつ薬のベネフィットが少ないことを指摘している。[32]

ヒーリーは、未公表のデータも合わせると、うつ病に対するSSRIとプラセボとの効果の差はレスポンダーの率で見ると10％に過ぎないことを指摘している。すなわちプラセボ群のレスポンダーが40％であるのに対し、SSRI群のレスポンダーは50％であることを示し、実薬群とプラセボ群の効果の差が従来いわれているよりも小さいことを指摘している。[11]

さらに最近、英国のカーシュらは、未公表データも含めたうつ病に対する新規抗うつ薬の申請データを情報公開法に基づいてFDAより入手し解析した結果を報告している。この論文では、入手した47の臨床試験の結果から解析に必要なアウトカムデータの得られる35の試験結果を用いて、SSRIであるフルオキセチンとパロキセチン、SNRIであるベンラファキシン、トラゾドンの後継として登場したネファゾドンの4種類の新規抗うつ薬の効果を治療開始前のうつ病の重症度との関連で解析を行っている。その結果、治療開始前の重症度がプラセボと実薬の効果の差に影響することを明らかにしている。[14]

すなわちハミルトンのうつ病評価尺度で27点以下では、英国国立最適医療研究所（NICE）がガイドラインが示した臨床的に意味のある改善を反映する3点以上の差がプラセボ群と実薬群の間にはなく、27点以上という非常に重症のうつ病群でしか有意な効果を示せないことを指摘している。これは治療開始前のうつ病が重症であるほどプラセボの効果が出にくくなることを示したものであり、重症群で実薬群の効果が高まったためではない。この研究は、幅広く用いられている抗うつ薬がプラセボとさして変わりないほどの効果しかないことを示す結果として、欧米のマスメディアで大きく取り上げられて報道されたが、短期の臨床試験でのわずかな違いと見える効果が臨床的には大きな意味をもつことを忘れてはならないし、実際に抗うつ薬は重症なうつ病でなくても有効であり、有用であることも事実である。

ごく最近、コクラングループのイタリアのバルブイとチプリアーニおよびわが国の古川らが未公表データを含めたパロキセチンのうつ病に対する効果のメタ解析の結果を発表し、その有用性に疑問を投げかけている[(1)]。この研究では、わが国も含めてパロキセチンが最もよく用いられているSSRIの一つであることと、その臨床試験の情報がすべてウェブ上に公開されていること、若年者における自殺関連行動のリスクが最初に指摘された薬剤であることから、パロキセチンが解析の対象となっている。その結果、集められた72の臨床試験の結果のうち40の試験のデータがメタ解析の対象となっている。このうち29の試験は公表されたものであり、残りの11の臨床試験の結果は論文として発表されていない。パロキセチンが投与されたのは３７０４例、プラセボが投与されたのは２６８７例であった。このメタ解析では主要なアウトカムとして、いかなる理由であれ早期に治療から脱落した患者の比率が効果と忍容性の総合的な指標として選ばれており、うつ病の評価尺度の差は二次的な評価項目とされている。さらに自殺関連の事象も検討されている。その結果、パロキセチンはうつ病の評価尺度で見ると有意にレスポンダーの率が高かったが、副作用や自殺傾向などによる治療からの脱落率もプラセボより有意に高いことが明らかとなった。

この結果からバルブイらは、わが国でも年間600億円近く用いられているパロキセチンのリスクとベネフィットについて、成人の中等症から重症の大うつ病を対象とした臨床試験の結果を未公表データも含めてリスクとベネフィットを全体として評価すると、プラセボに優るものではないという重大な指摘を行っている[(1)]。

2　大規模臨床試験のインパクトとその意義

日常臨床における治療の実態に即したうつ病治療のデータを得るために、米国国立精神衛生研究所（NIMH）が主導で行っている大規模な臨床試験STAR*Dの結果が注目を浴びている[(25)]。この400例近くを対象とした大規模試験は、あらかじめ定められた4段階で治療を行い、その有用性を検討したものである。この研究では最初の治療薬としてリスクとベネフィットのバランスの優れたSSRIであるシタロプラムが選ばれている。第2段階の治療としてはブプロピオン、セルトラリン、ベンラファキシンXR（徐放剤）への切り替え、ブプロピオンSR（徐放剤）かブスピロン、認知療法のいずれかの併用による効果増強、認知療法への切り替えの7つの選択肢が示されている。第3段階以降の治療としては三環系抗うつ薬ノルトリプチリンやわが国でもまもなく導入されるミルタザピン、わが国では利用できる薬剤のないMAO（monoamine oxidase）阻害薬であるトラニルシプロミンへの切り替えや、リチウムや甲状腺ホルモンT_3併用による強化療法などが試みられている。

わが国では実施が困難な臨床試験であり注目を集めているが、寛解率は第1段階治療では36・8％、第2段階治療では30・6％、第3段階では13・7％、第4段階では13％であり、累積寛解率を見ても67％に過ぎないことが明らかにされている。さらに12カ月間のフォローアップ期間における再発率も予想以上に高いことが示されている。すなわち第1段階でのレスポンダーの再発率が最も低く、段階が上がるごとに有意に再発率が高くなることが明らかとなっている。しかもそこで示されている再発率は、第1段階で寛解した症例でさえ12カ月間のフォローアップ中に33・5％、第2段階では47・4％、第3段階では42・9％、第4段階では50％にものぼる結果となっている。

わが国では使用できない薬剤が多いが、これほど様々な治療を試みても3割以上の症例が寛解に至らないことは臨床医にとっては衝撃的なことであったが、わが国の臨床医の処方行動にも影響を及ぼしている。

3　寛解がうつ病治療のゴールか

わが国でもうつ病治療のゴールとして寛解が重視されるようになり、その操作的な定義も議論されるようになっている。特に寛解に至らない例での再燃率の高さが指摘され、積極的な薬物療法の必要性が唱えられているが、STAR*Dの結果を見ると、薬理作用の異なる様々な薬剤や、認知療法を単独ないし併用で用いても、累積寛解率は7割弱に過ぎない。このことは操作的な診断基準によるうつ病の異種性を示すものであり、多様なうつ病の病因を考慮した再度の治療アプローチの必要性を示しているとも考えられる。

従来うつ病の完全寛解は、ハミルトンのうつ病評価尺度の総得点が7点以下の、ほぼ症状が消失した状態が一定期間持続していることとされていた。STAR*Dではこれに相当するものとして、患者の自己評価による抑うつ症状自己報告迅速調査票の得点が5点以下を寛解としている。

これに対して、患者の立場から見たうつ病の寛解についての調査結果が報告されている[34]。これは535例の外来うつ病患者に16項目の調査を行ったものである。その結果、患者の視点から見て三つの点がうつ病の寛解状態として重要と考えられていることが明らかとなった。すなわち楽観主義や自信の回復などのポジティブメンタルヘルス、元の正常な自己を取り戻すこと、元の社会生活が送れるようになることの3点がうつ病の症状の消失とともに重視されており、治療を行う臨床医の側もこうした患者の回復モデルを重視すべきであろう。

4　多様な抑うつ症候群と新たな回復のモデルの必要性

このように臨床試験や臨床研究で用いられる各種の評価尺度は単なる代替指標に過ぎないことを認識し、前述の患者調査の結果が示すような、より実態に即した治療のアウトカムが必要であろう。最近、統合失調症やうつ病の治療のゴール、回復論として、レジリアンス（resilience）という概念が注目されている。これは本来弾力性のある状態を示す言葉であり、「回復力」と訳されることもある。うつ病治療のゴールは決して落ち込まなくなることではなく、むしろ適度の落ち込みは人間の心の成長や内省に不可欠な正常な心理現象と考えるべきということである。正常な落ち込みと病的なうつ状態との違いは、単に抑うつの有無やその程度ではなく、むしろ柔軟に落ち込んだ状態から再び回復する力があるのかどうかによると考えられる。

こうしたレジリアンスの視点から、抗うつ薬の作用を臨床的に検討した結果が発表されており、注目される。これはスイスのスタッセンらが行った後方視的な臨床研究である。[27] プラセボを対象とした7種類の抗うつ薬の臨床試験に参加した2848例のうつ病患者のデータをもとに、治療に対する反応の出方を解析したものである。研究では治療に対して反応する患者の率と、治療の効果発現までの時間（効果発現潜時）の二つの指標による二次元的な治癒のモデルを用いている。うつ病患者の異種性を考慮し、ランダム効果モデルを用いて解析を行った結果、回復のプロセスは個々の患者によってかなり異なるが治療開始後の時間経過とともに効果が認められ、ハミルトンのうつ病評価尺度の総得点が20％減少するのに12〜14日（平均13日）、50％減少するのに18〜20日（平均19日）で、従来いわれているような抗うつ薬の効果発現の遅れは認められなかったことを指摘している。これまでのような評価尺度の平均得点の減少をプラセボ投与群と比較する方法では、プラセボと有意な差が認められるのが治療開始後3〜4週目になることから、真の抗うつ薬の効果が発現するのには2週間以上かかるとされてきた。それ以前の改善はプラセボ効果と見なされてきたが、はたしてそうであろうか。スタッセンらは抗うつ薬投与群とプラセボ投与群両群のレスポンダーだけについて症状の改善の時間経過を累積反応率で見たところ、両群とも同じ時間経過でレスポンダーが累積してくることを明らかにしている。

この結果から、抗うつ薬は、うつ病からの回復に必要な状態への引き金、すなわち回復軌道に乗せ、それを維持する役割を果たしているという、現在多くの臨床医が信じているのとは異なる治療効果の視点が提唱されている。さらにレスポンダーに関しては、ランダム効果モデルに基づいたオッズ比解析の結果から、早期に改善するとその後の持続的な反応の可能性が少なくとも3倍以上になることを示している。こうした結果から、うつ病患者の回復過程には、共通した生物学的な基盤を有するレジリアンスの要素が重要なことを指摘している。しかもこれまでの考えとは異なり、抗うつ薬であれプラセボであれ、投与により一旦回復軌道に入れば同じ時間経過をたどって回復することが示唆された。

こうしたことから、うつ病の治療にあたっては、患者が本来有する心理社会的および生物学的な回復力を高めることを目指した治療方法や治療薬の開発が望まれる。

Ⅲ　ＳＳＲＩと自殺関連行動のリスク

ＳＳＲＩを代表とする新規抗うつ薬の登場は、どの先進国においてもうつ病患者の急増と抗うつ薬の市場の急激な拡大をもたらしている。うつ病の早期発見と早期治療、気軽な受診を目指した様々な疾患啓発活動は、抗うつ薬による薬物療法の有用性が明らかではないごく軽症のうつ状態の患者の受診を促進し、こうした患者に対する新規抗うつ薬の処方を急激に増大させた。さらに副作用が少なく安全性が高いことを売り物にした抗うつ薬の登場は、プライマリケアでの抗うつ薬の処方を急激に増加させることとなった。しかしながら大量服用での安全性を除けば、ＳＳＲＩが従来の三環系抗うつ薬とは異なる副作用のプロフィールと、予想以上のリスクを有する薬剤であることが明らかになりつつある。

1　ＦＤＡの警告とそのインパクト

英国における18歳以下に対するパロキセチンの禁忌に端を発して、米国のＦＤＡとわが国の厚生労働省が同様の措置を講じたのは２００３年のことであった。[6] その後、欧州での禁忌措置の解除と慎重投与の勧告により再びパロキセチンの投与が可能となったが、その一方で未公表データを含めた新たな解析結果により、すべての新規抗うつ薬に対して最大限の注意を払って慎重に18歳以下に投与すべきという黒枠警告（black-box warning）が出されたのは２００４年10月のことであった。[24] ２００６年には24歳以下で自殺関連行動のリスクが高まることが明らかとなり、米国のみならずわが国においても警告が出されたのは周知の通りである。[7]

世界各国のマスメディアで大きく報道され、わが国でも大きな話題となった重大な警告であるが、こうした警告が臨床医の新規抗うつ薬の処方行動にどのような影響を与えたのであろうか。その結果は予想外のものであった。英国では若者に対するＳＳＲＩ、特にパロキセチンの処方が減ったが、ＳＳＲＩ全体としての処方は減っていない。米国においても最初に単独で警告が出されたパロキセチンの処方が減っただけで、ＳＳＲＩを含む新規抗うつ薬の処方はなお増えている。これは専門家の間でも意見が一致しないＳＳＲＩ投与初期の自殺のリスクの問題だけに焦点が絞られているせいかもしれない。[20][30][31] 後で述べる長期的なリスクとベネフィットとの問題に対する臨床医の認識が不足していることが懸念される。

副作用が少なく安全性が高い、すなわち比較的作用がマイルドと思われていた新規抗うつ薬に予想以上の強力な中枢作用すなわち情動や衝動性のコントロール、認知機能に及ぼす長期的な作用があることが明らかとなりつつある。[2][8-10][12][13][15][17][22][23][26][28][29][33]

時代はうつ病の時代から双極性障害の時代へと移りつつあるが、ＳＳＲＩなどの新規抗うつ薬によってもたらされるリスクは単に投与初期の自殺関連行動の問題ばかりではない。ボーダーライン化や双極性障害化とでも呼ぶべき薬物誘発性の気分・行動障害の存在に臨床医が留意すべき状況となっている。[3][4][18]

２年、３年とかけた長期の漸減、離脱の試みを乗り越えて薬物療法を終了し、ごく普通の若者に戻った患者に対して、「今度つらいことがあって、眠れなくなったり落ち込んだりしても、気楽に医者を受診してはいけない」と指導する時代となりつつある。

Ⅳ　双極性障害に対する関心の高まりと薬剤誘発性気分障害

欧米でもＳＳＲＩが次々と登場した90年代はうつ病の時代であったが、[5]21世紀に入ってからは双極性障害へと関心が移っており、発表される論文数も激増し、学齢前の小児の双極性障害が大きな話題となっている。約10年遅れてＳＳＲＩの時代となったわが国においても、気分障害、特に単極性のうつ病として治療される患者数が爆発的に増加している。そうした中で、様々な治療にもかかわらず寛解に至らない患者も激増し、欧米と同様に広い意味での双極性障害、すなわち双極スペクトラム障害に対する関心が臨床医の間でも急速に高まり、単極性のうつ病から双極性障害へと関心が移ってきている[21]。厚生労働省による患者実態調査の結果では、１９８４年において気分障害の診断で治療を受けた患者は推定９万７千人に過ぎなかった。この時点ではいわゆる躁うつ病の診断で治療を受けている患者は推定１万人弱であった。ところが２００５年度調査の結果では、気分障害の診断で治療を受けている推定患者数92万人のうち、双極性障害の診断で治療を受けている推定患者数は約10万人と10倍に増加している。しかし明らかな躁病エピソードで治療を受けた患者は数千人に過ぎず、多くがうつ病相が主体の双極Ⅱ型ないしは双極スペクトラムの症例であった。すなわち反復するうつ病相を呈する患者の中で軽い気分の高揚や躁の状態が重視され、単極性のうつ病から双極性うつ病へと診断が変更されるケースが増えてきたともいえる。

双極性障害の多くがうつ病相で初発し、単極性のうつ病と誤診される例が多いことは確かである。単極性うつ病と診断された症例の少なくとも10％以上が双極性障害と診断が変更される。なかには単極性うつ病と診断された症例の30％以上が双極性障害であるというデータもある。双極性障害と診断が変更されることにより薬物療法の主体は抗うつ薬から気分安定薬へと変わり、治療の目標も一回一回のエピソードからの回復よりも、長期の安定化へと変わる。「うつ病は心の風邪」ということで気楽に受診する患者が急増したことにより、わが国においては気分障害、特に単極性うつ病の診断で治療を受けている患者は百万人に達する勢いである。ところがその一方で寛解に至らないケース、うつ病相を反復するケース、間に軽い気分の高揚や軽躁のエピソードを伴うケースも激増しており、患者にとっても臨床医にとっても、広い意味での双極性障害、すなわち双極Ⅱ型障害や双極スペクトラム障害に対する関心が高まる状況がそろってきたともいえる。

最近では、多くのうつ病の専門家が双極性障害や双極性を見落とさないことの重要性を強調し、臨床医も治療に難渋するケースの中にこうした患者が隠れていることを認識するようになってきている。しかし、社会が急激に変化してストレス社会になったとしても、疫病の大流行のように短期間で患者が10倍にも増えることがあるのであろうか。今わが国では、従来であれば反応性ないし神経症性のうつ病と診断されたであろう軽症のうつ状態に対して、ＳＳＲＩを中心とする新規抗うつ薬が気楽にしかも長期間にわたって投与される時代となっている。今日の気分障害、特に双極性障害の臨床の最大の課題は、こうした患者に出現した気分の高揚や軽躁状態をどのように考えるかということである。従来抗うつ薬の投与によって出現した気分の高揚や軽躁は、物質ないし薬剤誘発性の気分障害のエピソードと見なし、必ずしも安易に双極性障害へと診断を変更しないことになっていた。ところが現在、世界の双極性障害の専門家の意見の趨勢は、こうしたケースをはじめから双極性を有していた患者であり、むしろ積極的に双極Ⅱ型ないしは双極スペクトラム障害へと診断変更し治療を行うべきという方向に変わってきている。

はたしてＳＳＲＩを中心とする新規抗うつ薬の治療によって気分が不安定化し、気分の高揚した状態を示すようになったケースを、すべて本来患者が双極性障害の生物学的な素因を有していたと考えてよいのであろうか。双極性障害に対して盛んにマーケティングが行われている気分安定薬や非定型抗精神病薬へと処方を切り替え、長期の再発予防療法を行うことが適切な治療なのであろうか。現状では気分障害の専門家の多くがこうした意見である。しかし、気楽に受診した患者の人生に大きな影響を与える長期治療に安易に移行することは避けるべきであろうし、またそれをサポートする科学的なエビデンスも現時点ではない。現在、欧米、特に米国では双極性障害の有病率に関するデータが変わり、驚くべき高い数字となっている。こうした双極性障害のブームとでもいうべき状況に対し、「病気を売る、病気作り」（ディジーズ・モンガリング）の批判が高まっている。英国のヒーリーは、最近わが国でも注目されている双極性障害の概念の拡大が行われていると批判している[11]。残念ながら新規抗うつ薬の登場後、多くの不安定化した気分障害の患者を抱える臨床の現場においては、こうした批判よりも見逃されていた双極性障害に賛同する意見が大勢である。

もちろん双極Ⅰ型障害、双極Ⅱ型障害への診断変更によりはじめて適切な薬物療法と生活指導、治療目標の設定が行われ寛解に至る例も数多くあることは否定しないし、筆者自身の臨床においても実践しているのは事実である。しかしながら、仕事や人間関係のストレスで軽いうつ状態を呈し、ＳＳＲＩなどの新規抗うつ薬の投与後に不安定化し長期の治療を受けているケースの場合はどうであろうか。こうした症例の中にも双極スペクトラムの特徴を有する患者がかなり存在することも事実であるが、それをすべて患者の有する素因、すなわち双極性に帰してよいのであろうか。現在最も多く用いられているSSRIは脳に可塑的な変化を生じ、長期に服用している患者の情動のコントロールに持続的かつ著しい影響を及ぼすことを再認識すべきである。

従来、精神科の診断においては、まず外因、次に内因、最後に心因を考えるのが定石であった。新規抗うつ薬の投与後に気分の不安定化が出現した場合にも、まずは外因、すなわち薬剤の影響を考慮すべきではなかろうか。

V　おわりに

新規抗うつ薬の登場後、精神医療をめぐる状況は大きく変化し、うつ病や自殺対策などのメンタルヘルスがヘルスケアの重要課題となり、メンタルヘルスの専門家としての精神科医の役割は著しく高まった。その一方で、病因論なきうつ病診断はうつ病患者の急増、正確にいえば、うつ病診断の急増を招き、SSRIなどの新規抗うつ薬の処方が急増している。積極的な治療によって恩恵を受ける患者がいる一方で、長期に抗うつ薬による治療を受けているにもかかわらず、回復することなく不安定化した患者が累積している。統合失調症に対する多剤大量療法が批判され改善されつつある一方で、うつ病に対する多剤併用、多剤大量投与が現実の問題として危惧される状況となっている。最近注目されているSTAR*Dなども、こうした傾向に拍車をかけるのではないかと懸念される。さらに本稿で紹介したように、最近次々とSSRIの出版バイアスや有用性に疑問を投げかける論文が出版され、今日多い軽症の患者ではベネフィットよりもリスクが大きいことが明らかになりつつある。

抗うつ薬は単にうつ病の回復過程を促進する引き金に過ぎないこと、SSRIの長期投与は恐怖や不安、強迫、衝動性や攻撃性などの情動コントロールに持続的かつ強力な変化を及ぼす薬物であることを再認識すべきであろう。サイコバブルと揶揄され、うつ病に対する多剤大量投与が懸念される今日、われわれは再びヒポクラテスの誓いを思い起こすべきではなかろうか。「私は能力と判断の限り患者に利益すると思う養生法をとり、悪くて有害と知る方法を決してとらない」。

文献

(1) Barbui, C., Furukawa, T. A., Cipriani, A.: Effectiveness of paroxetine in the treatment of acute major depression in adults: a systematic re-examination of published and unpublished data from randomized trials. CMAJ, 178(3): 296–305, 2008.

(2) Black, K., Shea, C., Dursun, S. et al.: Selective serotonin reuptake inhibitor discontinuation syndrome:

proposed diagnostic criteria. J. Psychiatry Neurosci., 25(3): 255–261, 2000.

(3) Breggin, P. R.: Court filing makes public my previously suppressed analysis of Paxil's effects. Ethical Hum. Psychol. Psychiatry, 8: 77–84, 2006.

(4) Breggin, P. R.: Suicidality, violence and mania caused by selective serotonin reuptake inhibitors (SSRIs): a review and analysis. International Journal of Risk & Safety in Medicine, 16: 31–49, 2003.

(5) Demyttenaere, K., Bruffaerts, R., Posada-Villa, J. et al.: Prevalence, severity, and unmet need for treatment of mental disorders in the World Health Organization World Mental Health Surveys. JAMA, 291: 2581–2590, 2004.

(6) Food and Drug Administration: FDA issues public health advisory on cautions for use of antidepressants in adults and children. FDA Talk Paper, 2004.

(7) Goodman, W. K., Murphy, T. K., Storch, E. A.: Risk of adverse behavioral effects with pediatric use of antidepressants. Psychopharmacology, 191: 87–96, 2007.

(8) Haddad, P.: Newer antidepressants and the discontinuation syndrome. J. Clin. Psychiatry, 58 (suppl. 7): 17–21, 1997.

(9) Harmer, C. J., Shelley, N. C., Cowen, P. J. et al.: Increased positive versus negative affective perception and memory in healthy volunteers following selective serotonin and norepinephrine reuptake inhibition. Am. J. Psychiatry, 161: 1256–1263, 2004.

(10) Harmer, C. J., Bhagwagar, Z., Perrett, D. I. et al.: Acute SSRI administration affects the processing of social cues in healthy volunteers. Neuropsychopharmacology, 28: 148–152, 2003.

(11) Healy, D.: The engineers of human souls & academia. Epidemiol. Psychiatr. Soc., 16: 205–211, 2007.

(12) Hindmarch, I.: Behavioural toxicity of antianxiety and antidepressant agents. Hum. Psychopharmacol., 14: 137–141, 1999.

(13) Hindmarch, I., Kimber, S., Cockle, S. M.: Abrupt and brief discontinuation of antidepressant treatment: effects on cognitive function and psychomotor performance. Int. Clin. Psychopharmacol., 15: 305–318, 2000.

(14) Kirsch, I., Deacon, B. J., Huedo-Medina, T. B. et al.: Initial severity and antidepressant benefits: a meta-analysis of data submitted to the Food and Drug Administration. PLoS Med., 5: e45, 2008.

(15) Knutson, B., Wolkowitz, O. M., Cole, S. W. et al.: Selective alteration of personality and social behavior by serotonergic intervention. Am. J. Psychiatry, 155: 373–379, 1998.

(16) Kuhn, R.: The treatment of depressive states with G22355 (imipramine hydrochloride). Am. J. Psychiatry: 459–464, 1958.

(17) Lane, M. R.: SSRI-induced extrapyramidal side-effects and akathisia: implications for treatment. J. Psychopharmacol., 12(2): 192–214, 1998.

(18) Moncrieff, J., Cohen, D.: Do antidepressants cure or create abnormal brain states? PLoS Med., 3: e240, 2006.

(19) Melander, H., Ahlqvist-Rastad, J., Meijer, G. et al.: Evidence b(i)ased medicine-selective reporting from studies sponsored by pharmaceutical industry: review of studies in new drug applications. BMJ, 326: 1171–1173, 2003.

(20) Nakagawa, A., Grunebaum, M. F., Ellis, S. P.: Association of suicide and antidepressant prescription rates in Japan, 1999–2003. J. Clin. Psychiatry, 68: 908–916, 2007.

(21) Post, R. M., Luckenbaugh, D. A., Leverich, G. S. et al.: Incidence of childhood-onset bipolor illness in the USA and Europe. Br. J. Psychiatry, 192: 150–151, 2008.

(22) Price, J. S., Waller, P. C., Wood, S. M. et al.: A comparison of the post-marketing safety of four selective serotonin reuptake inhibitors including the investigation of symptoms occurring on withdrawal. Br. J. Clin. Pharmacol., 42: 757–763, 1996.

(23) Rosenbaum, J. F., Fava, M., Hoog, S. L. et al.: Selective serotonin reuptake inhibitor discontinuation syndrome: a randomized clinical trial. Biol. Psychiatry, 44: 77–87, 1998.

(24) Rudorfer, M., Weliky, T. G., Ortiz, I. et al.: Summary minutes of the psychopharmacologic drugs advisory committee meeting and the pediatric subcommittee of the anti-infective drugs advisory committee. Food and Drug Administration Center for Drug Evaluation and Research, 2004.

(25) Rush, A. J., Trivedi, M. H., Wisniewski, S. R. et al.: Acute and longer-term outcomes in depressed outpatients requiring one or several treatment steps: a STAR*D report. Am. J. Psychiatry, 163: 1905–1917, 2006.

(26) Sherwood, N.: Comparative behavioural toxicity of the selective serotonin reuptake inhibitors. Hum. Psychopharmacol., 10: 159–162, 1995.

(27) Stassen, H. H., Angst, J., Hell, D. et al.: Is there a common resilience mechanism underlying antidepressant drug response? Evidence from 2848 patients. J. Clin. Psychiatry, 68: 1195–1205, 2007.

(28) Takano, A., Suhara, T., Ichimiya, T. et al.: Time course of vivo 5-HTT transporter occupancy by fluvoxamine. J. Clin. Psychopharmacol., 26: 188–191, 2006.

(29) Taylor, M. J., Freemantle, N., Geddes, J. R. et al.: Early onset of selective serotonin reuptake inhibitor antidepressant action: systematic review and meta-analysis. Arch. Gen. Psychiatry, 63: 1217–1223, 2006.

(30) The TADS Team: The treatment for adolescents with depression study (TADS): long-term effectiveness and safety outcomes. Arch. Gen. Psychiatry, 64 (10): 1132–1144, 2007.

(31) Tiihonen, J., Lonngvist, J., Wahlbeck, K. et al.: Antidepressants and the risk of suicide, attempted suicide, and overall mortality in a nationwide cohort. Arch. Gen. Psychiatry, 63: 1358–1367, 2006.

(32) Turner, E. H., Matthews, A. M., Linardatos, E. et al.: Selective publication of antidepressant trials and its influence on apparent efficacy. N. Engl. J. Med., 358 (3): 252–260, 2008.

(33) Wadsworth, E. J., Moss, S. C., Simpson, S. A. et al.: SSRIs and cognitive performance in a working sample. Hum. Psychopharmacol., 20: 561–572, 2005.

(34) Zimmerman, M., McGlinchey, J. B., Posternak, M. A. et al.: How should remission from depression be defined? The depressed patient's perspective. Am. J. Psychiatry, 163: 148–150, 2006.

新規抗うつ薬のリスクとベネフィットから見た適正使用

I　はじめに

ここでは、まず「抗うつ薬とは何か」について再考したい。おそらく先生方も日常臨床で一番多く処方するのは抗うつ薬ではないかと思う。抗うつ薬は本当に「抗うつ」薬なのか、うつ病の病因に作用する薬なのか。もっともよく用いられているSSRIは副作用として眠気や倦怠が出ることが多いが、セロトニン作動性の薬の中枢刺激症状に触れたい。うつ病と自殺がメンタルヘルスの重要な課題になっているが、うつ病治療に用いられる抗うつ薬による自殺関連行動のリスクについて考えたい。

不安障害とうつ病治療の第一選択薬となっているSSRIはなぜうつ病に効くのか、SSRIの作用について再考し、SSRIとSNRIの違いを考えてみたい。

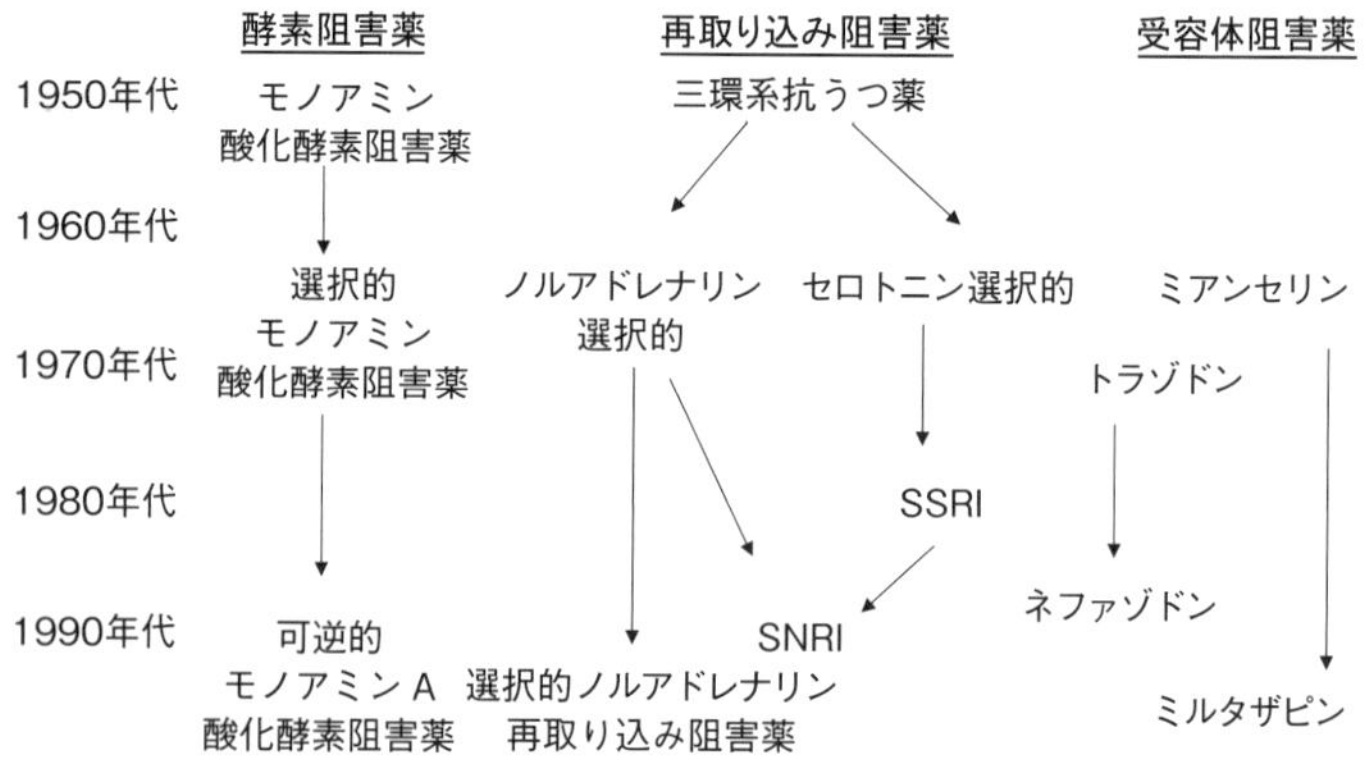

図1　抗うつ薬開発の流れ（Nutt, 2001）

Ⅱ　抗うつ薬の作用について再び考える

抗うつ薬の開発はイミプラミンから始まった（図1）。わが国でもＳＮＲＩとして、ミルナシプランの他にデュロキセチンが登場し、またミアンセリンの後継薬としてＮａＳＳＡ（ノルアドレナリン作動性・特異的セロトニン作動性抗うつ薬）のミルタザピンが登場している。使える薬が増えることは私たち臨床医にとって好ましいことである。

ところが、私は最近、薬の使用に非常に慎重になっている。今、「プチうつ」などといわれ、ちょっとした憂うつで受診される方が多い。そういう方をサポートすることと薬を使うことは全然別の問題で、例えていえば「薬物関連の境界侵犯」になる恐れがあると思う。つまり、落ち込むことは決して悪いことではないのに、そういったことにも気楽に抗うつ薬、特にＳＳＲＩを使い過ぎて、逆に患者を病人の役割の悪循環に追い込んだりしてはいないだろうか。われわれが思っている以上に薬剤は強力な作用があることを再認識したい。

ＳＳＲＩが登場するまで、私は第一選択でマプロチリンを使っていたが、うまく治療できなかったというわけではない。

また6週間程度の短期の抗うつ薬の試験でハミルトンうつ病評価尺度（ＨＡＭ‐Ｄ）の点数が下がったから効果があったということと、それから半年後、1年後に患者が社会復帰し、元に戻るということとは別の問題である。なぜなら、鎮静作用のある薬物を使うと多くの場合、ＨＡＭ‐Ｄの点数は下がるからである。

抗うつ薬の有用性は、従来ランダム化比較試験（ＲＣＴ）の結果からプラセボ3割、実薬6割ということで、よくなる率が2倍になるとして積極的に使われていた。しかし今の臨床試験で、ＤＳＭで言う大うつ病をまとめると、実はプラセボ4割、実薬5割くらいである。つまり、特異的な抗うつ薬作用は、たかだか10％ぐらいの違いしかないのである。では、それほどの有用性がないのかというとそういうわけではない。病因的にも異種性のある今日のうつ病を対象にして臨床試験をやると、プラセボでよくなる方も多いが、長期に見ると難しいということも見えてくるのである。

うつ病における抗うつ薬の役割を考えてみたい。「うつ病は心の風邪」という表現は最近評判が悪い。実は、うつ病に一番ぴったりするのは潰瘍モデルである。再発も多く、やっかいで、中には穴があいてしまう人もいるし、再発にはピロリ菌の問題もある。そういうことで、うつ病に対する抗うつ薬の作用は、消化性潰瘍の場合と非常に似ていると、消化器系の専門家が私に話してくれた。つまり、うつ病の病態そのものに効いているわけではなく、回復促進、マイナスの影響から薬が守る、それが作用である。

Ⅲ　ＳＳＲＩの中枢刺激症状と自殺関連のリスクは

昭和50年代に私は杏林大学の救命センターに搬送される自殺企図者のリエゾンに携わっていたが、当時抗うつ薬による自殺企図は非常に稀であった。ところが現在は、大量に抗うつ薬を服用して搬送される例が急増している。特にＳＳＲＩによる自殺企図が多い。ＳＳＲＩの安全性というのはあくまでも大量に飲んでも比較的安全というだけである。ＳＳＲＩのようなセロトニンの作用を高める薬は、パニック、強迫、社交不安に対して、それぞれ特異的な作用があるのかというと、実はそうではない。ある共通の作用をもち、それでこれらの疾患に効果があるということがわかってきている。

また、ＳＳＲＩの副作用のプロフィールは確かに好ましい面はあるが、性機能障害が多い。実は

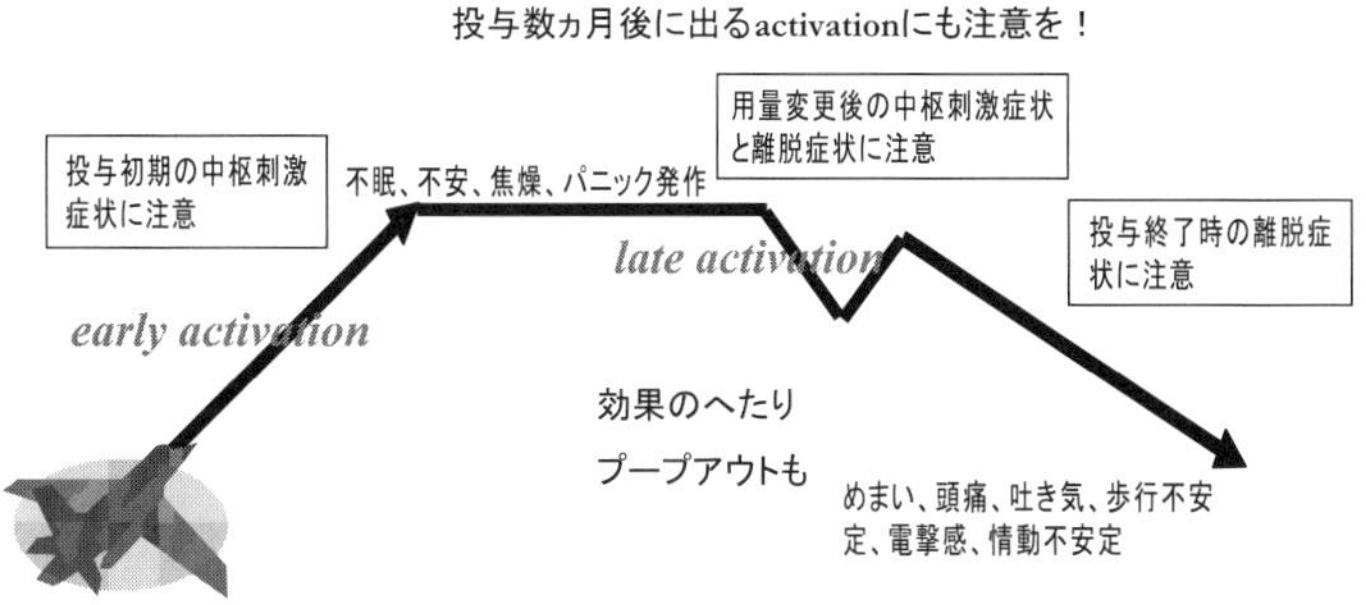

図２　SSRI の離陸から着陸
安全な使い方："start low, go slow" 特にヤングアダルト

性機能障害は、奏効メカニズムと関係しているのである。

また、半減期の短いパロキセチン、フルボキサミン、特にパロキセチンは、着陸が相当難しい（図2）。かなり慎重に減量しないと着陸できない薬であるということは先生方も経験されていると思う。

ここで、もう一つやっかいなのはアクティベーションであろう。アクティベーションはよい意味で用いられることもあるが、ここで言うのはむしろ好ましくない中枢刺激ということで、軽いものから重篤なものまで幅広くあり、一定の頻度で起こる。その他にも使用頻度が高くなると、まれな副作用と思われていたものが、一定の頻度で起こってくる。高齢者の低ナトリウム血症や、錐体外路症状（EPS）、出血傾向、セロトニン症候群が起こる。現在では多くの方に用いるようになってきたので、こういった副作用にいつも注意していなくてはいけないということが最近わかってきた。

SSRIを飛行機に例えると、離陸のとき、高度を変えると

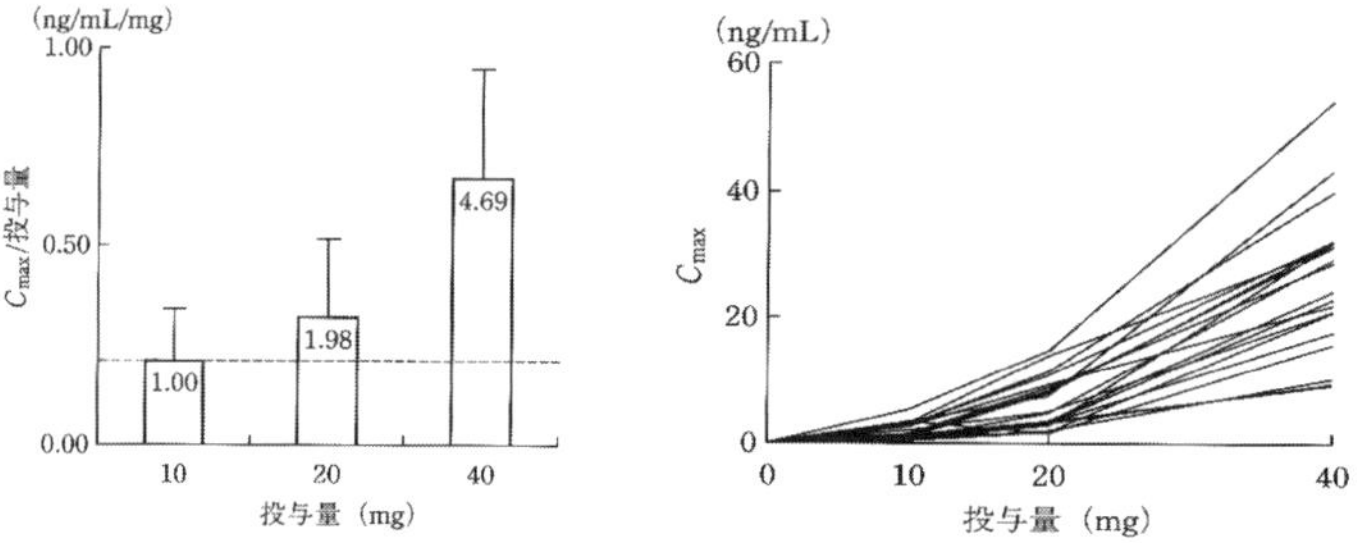

図3　パロキセチン血中濃度の推移（入江ら，2000）

き、着陸のとき、私たちが思う以上にリスクがある。飛行機と同じで、全般的には安全性の高い薬物ではあるが、一定の頻度でリスクがある。急激に上下すると、効果の裏返しとでもいうべき反応が起こる。アクティベーションは、小児や思春期の患者にＳＳＲＩを使っていた欧米の医師が多く経験してわかってきた。投与初期の自殺関連のアクティベーションと、2～3カ月後に起こる衝動性や脱抑制が起こるアクティベーションも、若い方では注意しないといけないことがわかってきた。

特に切れ味がよくて多くの医師が愛用しているパロキセチンは、健常者で見ると大体20㎎で10㎎の2倍、40㎎では約5倍血中濃度が高くなる（図3）。したがって、かなりの方は血中濃度が急上昇する。急上昇すると、当然副作用のリスクも高まり、なかなか操縦桿の調整が難しい。逆に、下げるときはこれと同じことで急降下することになる。30㎎をいきなり10㎎に下げられる患者は少ない。

ＳＳＲＩもＳＮＲＩもそうだが、セロトニンに作用する薬には特有の作用がある。投与すると細胞体の自己受容体を介してフィード

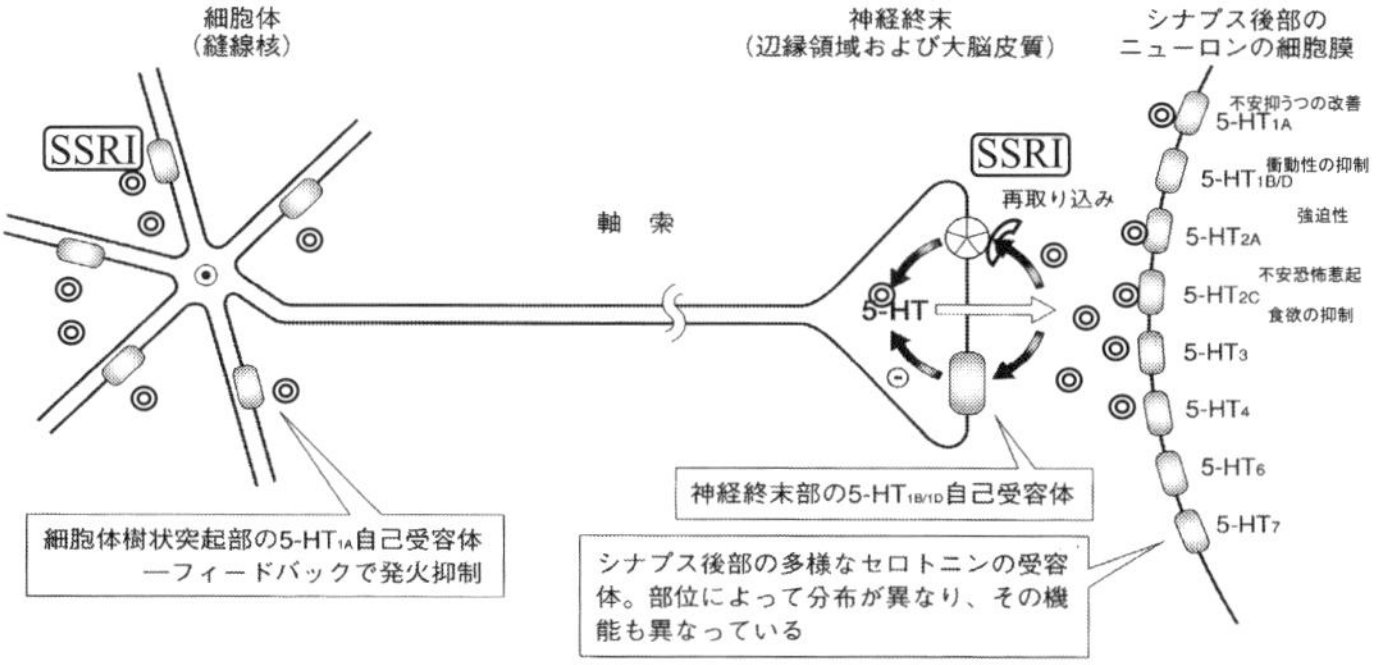

図4　セロトニン作動性の神経とSSRIの作用

バックがかかるので、セロトニンの伝達はあまり上がらないと従来は説明されていた。ところが、急性投与実験や動物実験の結果では、投与初期にも少しセロトニンの利用効率が高まった症状が出る（図４）。約14種類あるセロトニン受容体サブタイプによりさまざまな中枢作用が出るが、年齢、性、個体差によって、効果、副作用のプロフィールが変わる。これがプラスに出るかマイナスに出るかは五分五分である。少量を使えば大きな問題は起きないが、初期用量が高いと、やはり五分五分の確率で副作用がかなり出てしまう。セロトニン1Bという衝動性を抑える受容体、あるいはセロトニン2A、セロトニン2C受容体のように不安恐怖惹起に関係した受容体が特に初期に刺激されやすい方は、やはりいろいろなアクティベーションが出てくる。

アクティベーションだけでなくセロトニンによる中枢刺激症状には、初期の消化器刺激症状や頭痛も多い。睡眠障害、ＲＥＭ、徐波睡眠抑制にも注意が必要である。最も注意すべ

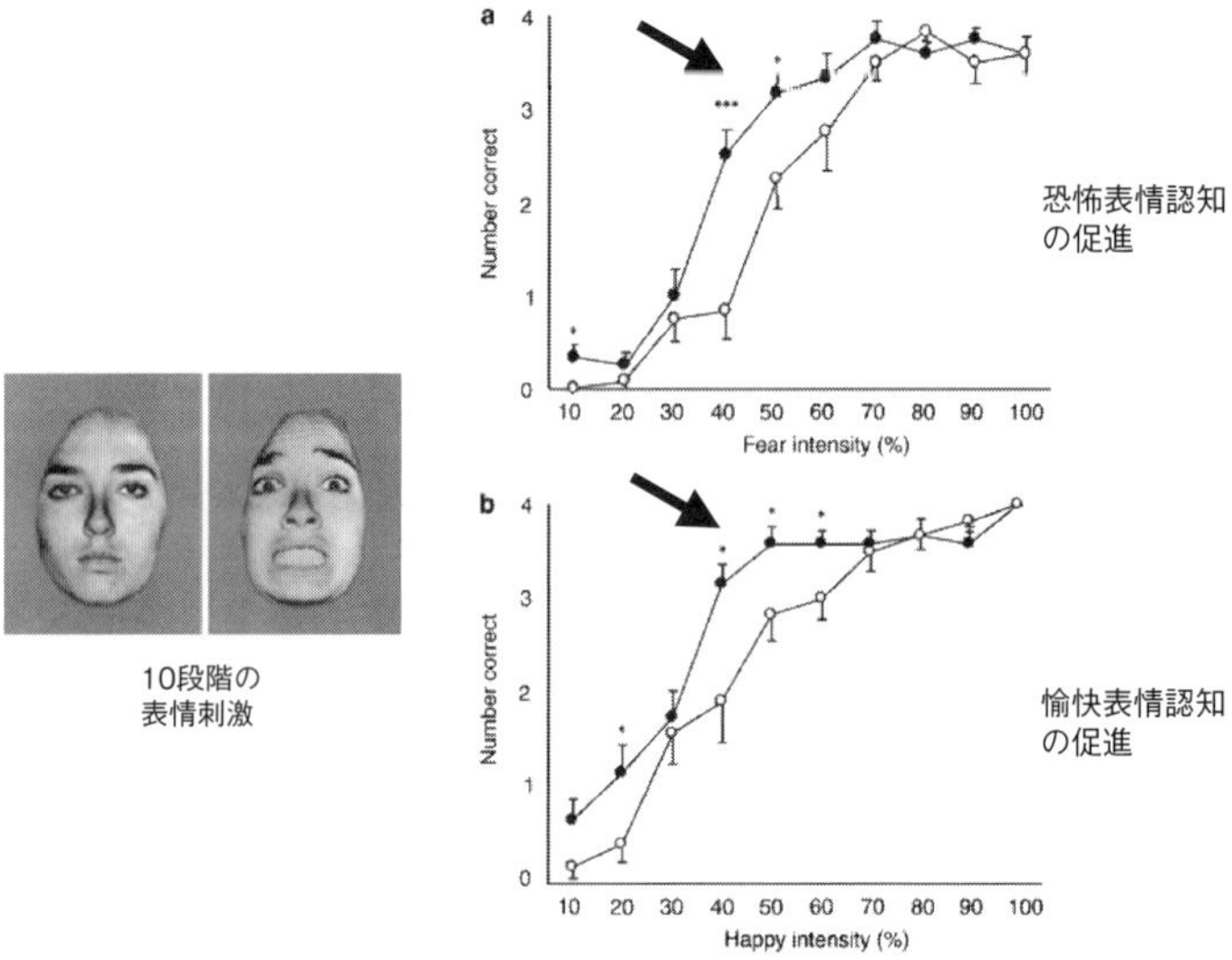

図5　SSRIの急性効果

健康人にSSRIであるシタロプラム10mgの静脈内1回投与で、いずれの表情の認知も有意に高まる。

（ハーマーら, 2003）

きアクティベーションはアカシジアである。小児に用いたときには、アカシジアも含めたいわゆるアクティベーションがかなりの頻度で起こる。それから、小児、若い人に出やすい脱抑制、衝動性という問題もある。こういう副作用を防ぐ意味から、投与初期に脳内のセロトニンの受容体、特にセロトニン2Aやセロトニン2C刺激があまり出ないようにするということが非常に大事である。

図5はハーマーらによる、健常志願者を対象とした実験である。健常者に一番選択性の高いSSRIであるシタロプラムを10mg静注して、SSRIの急性投与の効果を調べ

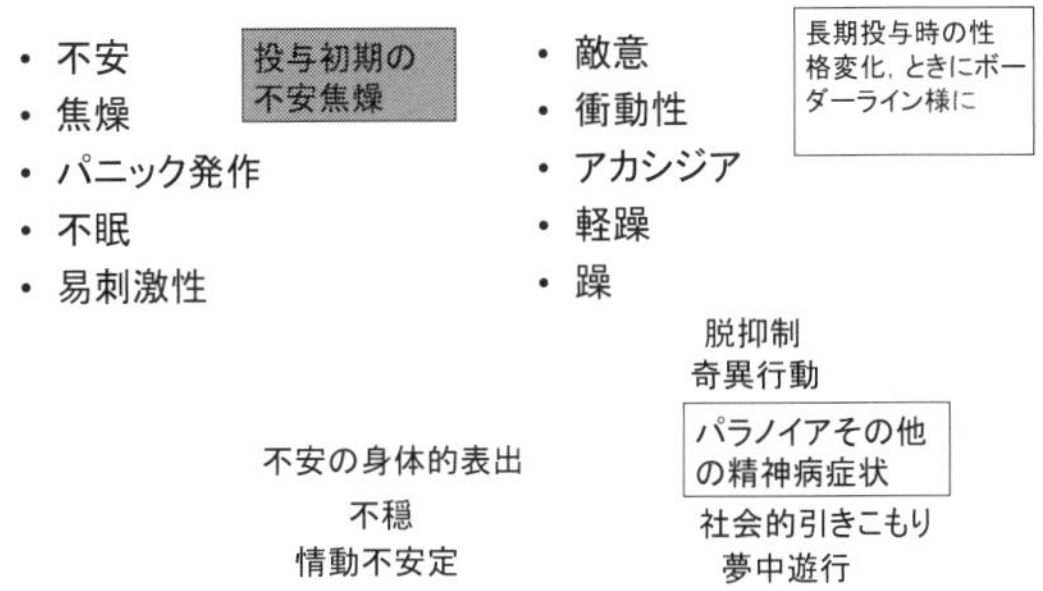

図６　SSRI 投与時に注意する中枢刺激症状 賦活症候群（FDA）

たものである。標準化された10段階の表情刺激を提示し、怒った顔かハッピーな顔かを認知させる。健常者でもセロトニンを急激に高めると、図の矢印で示すように、恐怖の表情と愉快な表情と両方の認知が高まる。つまりうつでもない、不安もない健常者でも、ＳＳＲＩによってセロトニンを高めると認知が変わる。愉快な表情刺激の認知が増すのはよいが、恐怖表情の認知の高まりは決してよいことではない。ＳＳＲＩには急性投与でこういう効果があって、恐怖表情刺激の認知の亢進は、おそらくセロトニン2A、セロトニン2C受容体刺激が関係している。したがって、初期に力価の高いＳＳＲＩを若い人に出すと、一種のアクティベーションにつながる惧れがある。

いま米国の国立精神衛生研究所（ＮＩＭＨ）でも自殺行動との関連で、賦活症候群（activation syndrome）に関して大規模研究を始めている。図６は賦活症候群を示したものであるが、１人の患者が同時に全部の症状を出すという意味ではない。これは特に若い方を中心に自殺念慮や自殺企図の前触れの症状として起こ

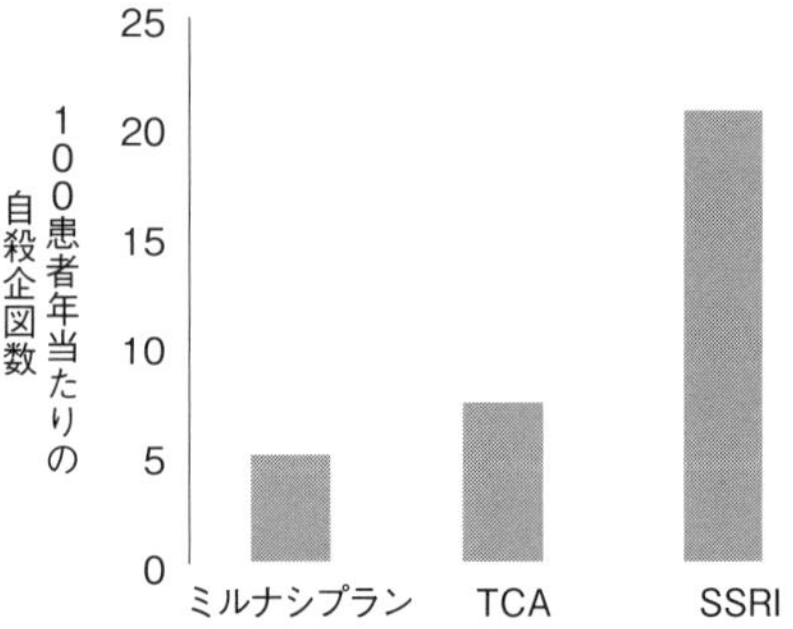

図7　ミルナシプランとアクティベーションのリスク

ミルナシプランを開発したピエールファーブル社の臨床試験データベースの約8000例の症例を解析したもので、SSRI群は他の抗うつ薬より3倍リスクが高い。

（カスパーら, 1997）

る中枢刺激症状で、軽い不安・焦燥から一番重い極の躁まで、抗うつ薬による中枢刺激症状のスペクトラムの症状リストである。

躁や軽躁が起こった場合、元々双極性の素因があったというアキスカルのような考えが主流となってきているが、健常者に使っても出ることはあるので、必ずしもこれには賛同できない。ＦＤＡの諮問委員会の委員長であったフロリダ大学のグッドマン教授らの解説によれば、黒枠警告を出す際に票が割れて、相当の反対があったそうだ。賦活症候群には他にも、身体不安の症状、情動不安定、脱抑制、奇異な行動など、いろいろな症状がある。躁も、少し非定型な病像を示す。ＳＳＲＩによってまれに自傷他害につながる場合がある。他害につながるリスクの高いのが、夢中遊行的な意識変容状態である。

アクティベーションは特に若い人で気をつけなくてはいけないが、薬剤によって多少リスクの違いがある。特に、相手に向かう可能性のある敵意や攻撃性に関しては、血中濃度が急上昇しやすく薬効力価の高いパロキセチンでリスクが高い。
ミルナシプランのアクティベーションに伴う自殺企図のリスクは、三環系抗うつ薬よりやや低く、ＳＳＲＩはミルナシプランより3倍ほどリスクが高いというデータがある（図7）。

Ⅳ　ＳＳＲＩの作用とは一体何だろうか

ＳＳＲＩ、ＳＮＲＩの作用とは一体何なのだろうか。私は、評価尺度や決まりきった構造化尺度は日常臨床では一切使わない。社会復帰させるときには、ＳＡＳＳ（うつ病者の社会適応状態自己記入式尺度）に代わるものとして、発病前の気力を10割としてどのぐらいになったかということで見込みを立てている。一見良くなったように見えてもまだ3割4割の気力という方が結構いる。本人が通常の7割以上の気力に戻った状態が1～2カ月以上コンスタントに続けば、復職を勧めるようにしている。私はそのようにして復職の時期を決めて、ほとんどうまくいっている。

抗うつ薬の作用を考える上でモデルが2つある。まず、「疾患中心モデル」を紹介する。うつ病ではノルアドレナリンやセロトニンの機能が低下して抗うつ薬はそれを正常化して治しているというのが現在の主流のモデルである。当然、健常者では効果が違うだろうというもので、抗うつ薬の役割はちょうど糖尿病に対するインシュリンのような作用と考えるものである。この考えが全部間

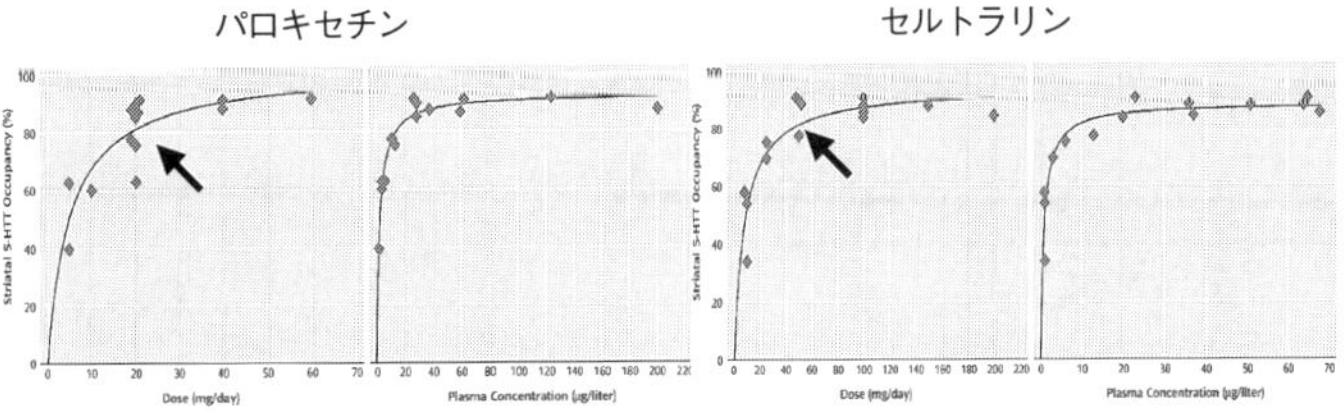

図8　SSRIによる脳内セロトニン再取り込み阻害
ヒト線条体セロトニントランスポータ占有率
（マイヤーら, 2004）

違いというわけではなく、重いメランコリー的なうつ病にはこれが当てはまる。ところが、実は抗うつ薬を安全に使うためには、このモデルは適当ではない。特に現在のように、切れ味の鋭いＳＳＲＩがたくさん使われる時代では、このモデルを使うと間違いが起こるのである。もう一つの「薬物中心モデル」で考えないと、薬の作用を正しく理解することは難しい。

薬物は、ある意味で脳に通常と違う状態を生じる。治療効果はその方の置かれている状況に依存して変わってくる。健常者のデータで示したように、効果は患者と健常者でそんなに違いがないという考えである。これは社交不安に対するアルコールの作用と似ている。社交不安障害の方が酒を飲むとよくなるので、酒を飲んで対処していたという場合と実は同じである。

パロキセチンやセルトラリンは、図8のように脳のセロトニンの再取り込みを強力に阻害する。臨床用量であるパロキセチン20㎎、セルトラリン50㎎で、個体差はかなりあるが、再取り込みが8割近く阻害される可能性がある。最近のデータでは、さらに用量を上げると85％以上強力にブロックすることがわかっている。これは、うつが治る治らないにかかわらず、脳内ではこういう変化が起こっているということであり、私たちは十分認識しないといけない。

ＳＳＲＩの不安障害やうつ病への作用について触れたい。セロトニンは脳内では大きく２つの作用を有しており、マイルドな鎮静作用と同時にアクティベーションを起こすことがある。実は、ＳＳＲＩの薬効は、ある意味での「感情鈍麻作用」にある。パニック障害の方にパロキセチンなりフルボキサミンを使って著効した場合、おそらくその方は性生活に関心がなくなったり、几帳面だった人が散らかっていても平気になっていたり、少しそういう効果が出ていると思う。感情の鈍麻は性機能障害の９割近くに伴い、ある意味で感情がフラットになる。実は、これが「治るメカニズム」であると私は考える。私たちはこれを上手に使うといいのだが、効きすぎになる場合が多い。

Ｖ　ＳＳＲＩとＳＮＲＩの違い再考

ＳＳＲＩに感情あるいは気分を上げる作用があるのかというと、実はない。

私はうつ病の方に「うつが治るということは決してハッピーになることでもないし、明るくなることでもない」「自分が落ち込んでも適当に対応できるようになることが大事である」「落ち込むことはとてもいいことで、落ち込まない人は私はあまり好きではない」と伝えている。健康な人は、実はヘルシー・イリュージョンというある種の認知の歪みをもっている。私たちは、何とかコントロールできるという気持ちになるからやっている。実は、人生はそううまくいかないけれども、私たちは一種のイリュージョンを描いているのでこうして気楽に生きていられる。うつ病から回復するとき、大体ヘルシー・イリュージョンをもう一度取り戻す。セロトニンに作用する薬には、実はこの効果がある。

うつのもう一つの認知モデルで、「抑うつリアリズム説」という。つまり、健康な人にはある意味で、まあ何とかなるという楽観バイアスがある。更年期や思春期に立ち止まって人生を考え、現実をじっくり見ると、普通の人であれば落ち込む。自分をじっくり見つめて落ち込まない人は少ない。そういう現実を直視したことによる抑うつをもう一度健康人のもつ楽観バイアス、なんとかなるという幻想にもっていくのがある意味での治療であり、この作用の強いのがセロトニン系の薬である。ＳＳＲＩは強力な薬理作用によって、特に扁桃体や脳の気分・情動に関係した部位に作用する。実は気分を上げたりプラスの認知を増やす作用はＳＳＲＩにはない。マイナスの認知を防ぐ、つまり潰瘍で言うと攻撃因子を防御する作用である。悪循環を断ち切る、くよくよと考えない、そういう作用がある。中には2～3日で効果を感じる方もいる。こだわりが低下したり、神経質が取れたりする。「まあいいか効果」とよく患者本人が述べる状態である。実は、これがＳＳＲＩによる感情鈍麻の効果である。

したがって、もともとこだわりの強い方や神経質な方は、やはり元気以上（better than well）になる。パニックの方で著効したり、あるいはうつの方でよくなったりすると、子どもや奥さんなどから「お父さん、まだ飲んでいなさい」と言われる。なぜなら、神経質でこだわってうるさかった人が、ゆったりしてうるさいことを言わなくなる、飲んでいた方がいいお父さんだということである。

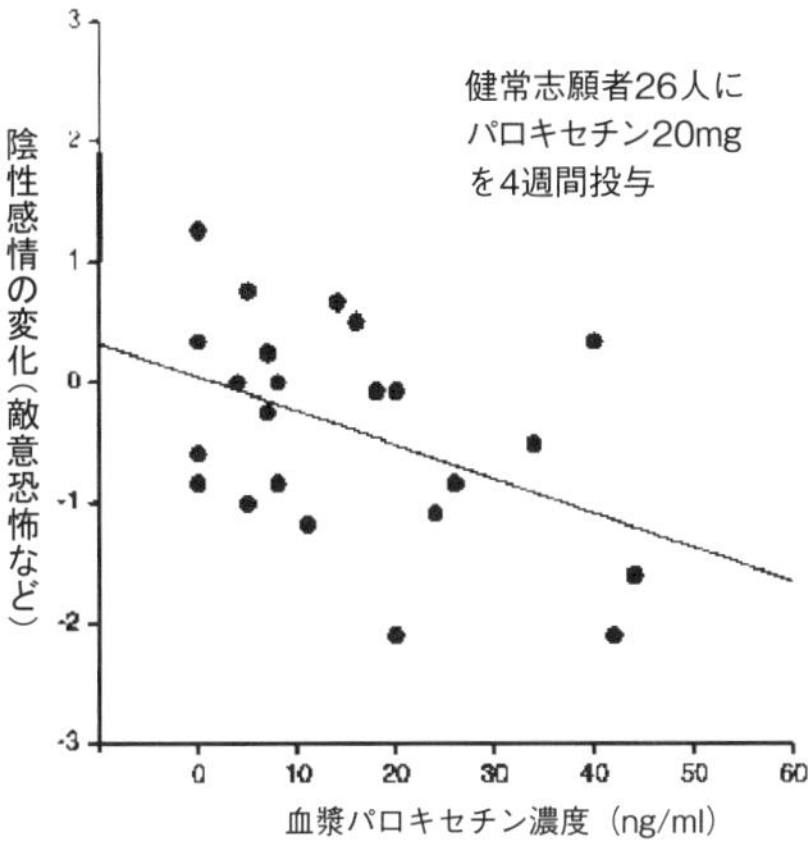

図９　SSRI の慢性効果

ªr ＝ − 0.44, N ＝ 23, p ＜ 0.05, 1週目から4週目の変化

（ナットソンら, 1998）

ところが、若い方や子どものうつに強力なを使うと、効き過ぎてしまう。効き過ぎると、これは患者自身の言葉だが、「どうでもいいような感じ」になってくる。前頭葉の眼窩面が強力に抑えられてくると、特に子供では無気力無感動になり、脱抑制や衝動性が起こったりする。若年者には効き過ぎに注意する必要があるが、減らすと元に戻る。

ナットソンらは、健常者にパロキセチン20mgを4週間投与し血漿中濃度を測り、陰性の認知との関連を検討している（図9）。同じ20㎎の服用でも数倍血中濃度に違いがある。特に高濃度側にシフトしてしまう方は気をつけなければいけない。したがって、少量から処方した方が無難である。また、セロトニン2C受容体がダウンレギュレートしてくると陰性の認知が減るのがわかる。そういう効果が、健常者にもうつの方にも同じように現れる。

もう一つ、社交不安障害によく効く理由は、血中濃度に比例して、親密に人に気兼ねなく話せるようになるからである。社交不安がとれる。これも実はＳＳＲＩの「まあいいか効果」である。ただ社交不安障害でも効き過ぎてしまう方が結構いる。

ＳＳＲＩを投与するとどういうことが脳の中で起こるかというと、特に恐怖の発現に中心的な役割を果たしている扁桃体の活性を強力に抑え、恐怖感がなくなる。物おじしなくなる。これがやはりいろいろな不安障害やうつ病に対する臨床効果の背景となっている。

こういった効果の裏返しが、離脱症状ないしは中断症状である。セロトニン離脱に特徴的な症状は感覚面の症状、知覚異常であり、電気が走ったりする。まさに、今まで薬で抑えていたものが、逆にハイパーになってくるので、離脱症状を強く起こさないように、注意して使わなければならない。特にパロキセチンは離陸だけでなく離脱が難しい。

ノルアドレナリンは、生理的な機能としては覚醒度に関係したアミンである。わが国ではデュロキセチンは二〇一〇年に発売され、ベンラファキシンは開発中止となっている。確かに重症のうつ病に対してはベンラファキシンは有用な薬剤ではあるが、ハイリスクハイリターンな薬である。ミルナシプランは3つあるSNRIの中では、ややノルアドレナリンに対する作用が強い。したがって、血圧が上がったり頻脈が出たり、発汗、排尿困難という、カテコラミン作用が出てくることがある。ベンラファキシンは低用量ではSSRIに近いが、高用量ではカテコラミン作用が出てくるので注意が必要である。デュロキセチンは逆に、セロトニンに対する作用が強い薬である。これらの薬剤は臨床試験では差が出ないが、やはりそれぞれ異なるプロファイルを持っているので、よく理解して使い分けることが望ましい。

ミルナシプランは、投与量を増やした分だけ直線的に血中濃度が上がり、血中濃度が急上昇しないので、安心して使いやすい面がある。また、半減期が短いこともあり、比較的速く定常状態になる。また、どの抗うつ薬も寛解率は残念ながら4割ぐらいであり、やはり、多くは切り替えや併用が必要になってくる。

抗うつ薬のスクリーンモデルとして強制水泳試験がある。水中でネズミが泳がなくなるのがうつ病モデル、学習性無力だというが、私は泳がない方がむしろ適応しており、バタバタ泳ぐのは不適応にも思える。覚せい剤を投与すると興奮してバタバタして暴れるが、抗うつ薬を投与すると、泳がない時間が確かに減る。最近の研究で明らかになったのは、実は、セロトニンの作用を高める薬を投与すると、泳ぐ行動が増えることである。それから、ノルアドレナリンを高める薬を投与する

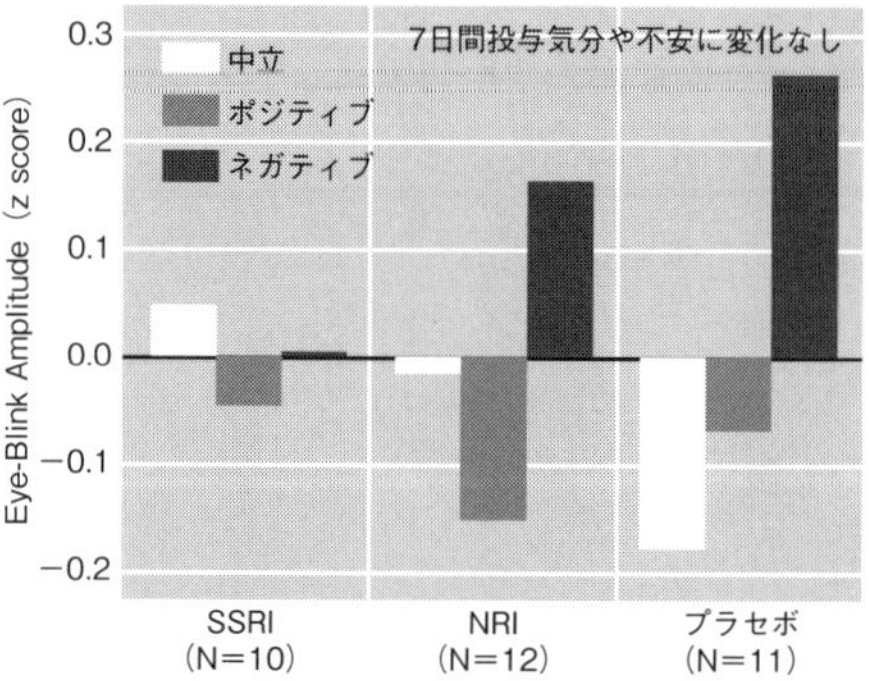

図10　感情喚起による驚愕瞬目反射への抗うつ薬の影響

快感情喚起時には瞬目反射が抑制され、不快感情喚起時ではそれの促進が生ずる。

（ハーマーら, 2004）

と、よじ登って乗り越えようとする行動が高まる。私も実際この動物実験を脳内透析しながら行い、抗うつ薬を研究したことがある。

ミルナシプランはＮＳＲＩというべきで、最初にノルアドレナリンの作用が出て、まず登攀行動が増える。後からセロトニンの作用が出る。

やはりＨＡＭ-Ｄの点数や症状レベルで見るのではなくて、患者の変化、自覚的なものを注意深く聞くことが一番大事である。

実際にＳＳＲＩは、図10のように、ネガティブな刺激の認知を抑える作用が強い。つまり、気にならなくなり、まあいいやみたいな感じになる作用が強力である。これは、うつ以外の人でも同じ効果が出ている。

Ⅵ　まとめ

ＳＮＲＩには、やはり活力亢進作用がある。ＨＡＭ-Ｄなどではなくて患者の自覚的な気分として詳細に聞くと、まさにかなり早い時期にこうした意欲の亢進作用を感じる方もいる。ＳＳＲＩはクロニンガーの類型でいうと侵害回避のタイプに適している。社交不安障害の人や、強迫性障害の人にはこういうタイプの方が多い。

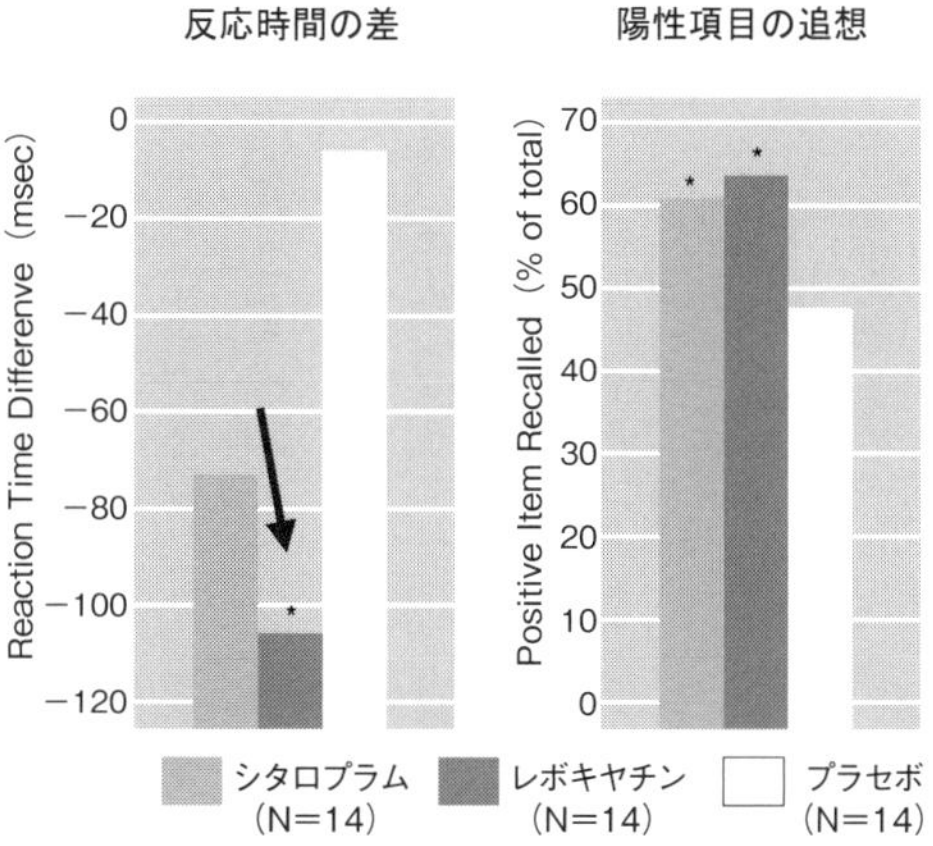

図11　SSRI と選択的ノルアドレナリン再取り込み阻害薬の記憶や反応時間への作用

（ハーマーら, 2004）

ノルアドレナリンの作用を高める抗うつ薬には、図11のようにポジティブな追想を増すという作用が、ＳＳＲＩと同様にある。ＮＲＩ（選択的にノルアドレナリンの再取り込みを阻害する薬）には反応をよくするという賦活作用が確かにあるわけで、きめ細かく患者を見て使うということが大事である。

賦活症候群の定義はあいまいではあるが、一定の頻度で出現し、落ち着かなくなったり、逆に怒りっぽくなることがあるので、注意が必要である。そしてＳＳＲＩ、特にパロキセチンは減量や離脱がなかなか難しい。抗うつ薬の中枢作用を考えるときには、従来の疾患中心モデルではなくて、クレペリンの薬物心理学的なモデルで考えるべきである。新規の抗うつ薬を投与すれば、有用かどうかは別として、何らかの作用は必ず出ているのだということを認識し、有害な中枢作用に注意する必要がある。

日常臨床でうつ病、うつ状態の患者に対して新規の抗うつ薬を用いる場合、一番大事なのは、本当にこういう強力な薬が必要なのかどうかをまず判断して、特に若い方には注意して処方することである。安易に投与すると、病状がこじれたり、なかなか着陸すなわち投与の終了ができなくなるリスクがある。新規の抗うつ薬を適切に使うためには、薬物心理学的な立場から薬の作用を正しく理解する必要がある。ＳＳＲＩの作用は思っている以上に強力なので注意が必要である。うつ病がよくなった場合、他に精神面の変化はないかというと、そうではない。非常に几帳面で掃除したりしていた人が、家の中が散らかっていても平気になったりなどという過度の感情鈍麻作用が現れていることが結構多い。一方、ノルアドレナリンの作用を高めるＳＮＲＩのような抗うつ薬には、従来から言われているある意味での活力亢進的な作用が期待できる。

抗うつ薬による攻撃性・暴力

I　はじめに

攻撃性や暴力が種々の精神疾患で見られることは周知であり、多くの場合、その攻撃性や暴力が治療の対象となる。一般に敵意や不満などを伴った攻撃性は他者に向かう暴力という形で現れ、絶望感や自責感、自尊心の低下などを伴った攻撃性は自己に向かう暴力、すなわち自傷や自殺企図という形で現れる。他者に向かう攻撃性は、統合失調症や躁病、脳器質性疾患、精神発達遅滞、認知症といった疾患に起こりやすいことは想像にたやすいが、うつ病でも見られることが古くから指摘されている。これをオーバーオール[20]は「敵対性うつ病（hostile depression）」、ファバ[10]は「怒り発作を伴ううつ病（depression with anger attack）」という名称で、一つのうつ病の亜型として提唱している。

その一方で、うつ病を治療すべき抗うつ薬が攻撃性や暴力を誘発することも近年明らかにされてきている。自己に向かう攻撃性、すなわち自殺と抗うつ薬との関係については、２０００年代初頭から活発化してきた抗うつ薬、特に選択的セロトニン再取り込み阻害薬（selective serotonin reuptake inhibitor：SSRI）と自殺をめぐる一連の論争の中で多方面から多くの見解が述べられており、今日もなお議論が絶えない。抗うつ薬による他者への攻撃性や暴力は、自殺の問題に比較すると話題にされることは少ないが、１９８０年代後半以降に海外で審議された抗うつ薬が関係した判例の多くは、殺人や暴行といった抗うつ薬が誘発した他害行為であることも事実である。また、わが国で起きた１９９９年の惨事、「ハイジャック機長殺人事件」も、鑑定結果は二転三転したが、最終的には抗うつ薬により躁うつ混合状態が誘発され、犯行が行われたものと結論しており、抗うつ薬が他害行為を惹起することは明らかであろう。

抗うつ薬が誘発する自傷、他害の背景には、２００４年に米国食品医薬品局（ＦＤＡ）が指摘した賦活症候群（activation syndrome）が大いに関係しているものと考えられている。賦活症候群は自殺関連事象発現のリスクを高める抗うつ薬の中枢刺激症状であるという概念であり、ＦＤＡは表１に示した10症状を提示している。いずれの症状も自己への攻撃性を伴えば自殺関連事象を引き起こし得るものであるが、その攻撃性が他者に向かえば、他者に対する暴力行為へと発展する可能性は容易に推測される。

表１　賦活症候群の症状

○不安	○敵意
○焦燥	○衝動性
○パニック発作	○アカシジア
○不眠	○軽躁
○易刺激性	○躁状態

FDA トークペーパーより引用

その一方で、近年、賦活症候群といわゆる「躁転」との混同を懸念した見解も示され、賦活症候群再考の必要性が指摘されてきている。

ここでは、抗うつ薬による攻撃性や暴力、特に他者に向かう他害行為を中心に、躁転の問題や賦活症候群の概念を踏まえて概説していく。

Ⅱ　抗うつ薬による攻撃性・暴力の報告

以前から抗うつ薬、特にＳＳＲＩと攻撃性や暴力との関連は指摘されていた。とりわけ小児・思春期においては多くの報告がなされている。小児・思春期では神経系の未発達や脆弱性を伴うことから、抗うつ薬が何らかの中枢刺激症状を惹起しやすいことが考えられる。しかし、まとまった調査報告は少なく、その発現頻度は定かではない。ハマッド[14]は、２００４年のＦＤＡの諮問委員会で、新規抗うつ薬による小児・思春期の大うつ病患者臨床試験における敵意や激越出現のリスクを示している。この調査結果を表2に示す。この結果から、セロトニン再取り込み阻害作用の強い薬剤に発現頻度が多いことが見受けられる。小児・思春期以外でも、そのリスクは指摘されていた。しかし、多くの報告は「躁状態」に付随した精神運動興奮という形での報告である。ハウランド[17]は、フルオキセチン、パロキセチン、セルトラリンが投与された１８４名の入院患者のうち、11名

表2　抗うつ薬誘発性の敵意や激越のリスク
（小児・思春期人うつ病患者の臨床試験結果の解析）

薬剤	相対リスク（95％ 信頼区間）
シタロプラム	1.87（0.34 − 10.13）
パロキセチン	7.69（1.80 − 32.99）
フルオキセチン	1.01（0.40 − 2.55）
セルトラリン	2.92（0.31 − 27.83）
ベンラファキシン XR	2.86（0.78 − 10.44）
ミルタザピン	0.52（0.03 − 8.27）
ネファゾドン	1.09（0.53 − 2.25）
全ての薬剤	1.79（1.16 − 2.76）

文献(14)より改変して引用

（約６％）が躁状態を呈し、そのうち８名は精神病症状を呈し、４名は保護室使用が必要となったと報告している。エバートら(8)は、フルボキサミンが投与された２００名の患者について調査を行い、そのうち14名が軽躁状態を呈し、他の３名は焦燥や混乱、精神病症状を呈したと報告している。エバートらは、これらの17名の状態は何らかの中枢神経系の反応であり、その基礎にアカシジアが存在したのではないかと考察している。ブレギン(5)はＳＳＲＩが誘発する自殺傾向と暴力および躁状態についてのレビューを発表しており、その中でＦＤＡのフルオキセチンに関する未公開資料を解析している。フルオキセチンの大うつ病に対する臨床試験結果の解析であるが、それによると、フルオキセチンの４～６週間投与で１％強が躁状態を呈し、それは三環系抗うつ薬の約３倍であったという。

これらの報告は、抗うつ薬が何らかの攻撃性を伴う躁状態を誘発したというものであるが、ここで問題となるのは、躁状態の解釈である。双極性障害の躁状態の特徴は、気分の高揚と開放性であり、そこに楽天主義や誇大性、判断力の低下が加わると、買い漁りや分別のない投資などで社会的問題が生じる。それらの行為の多くは計画性に欠け、衝動的であり、しばしば刺激性や易怒性が優勢となり、攻撃的となる刺激性躁病と呼ばれる状態を呈する。また躁状態がしばしば精神病症状を伴うことも周知である。抗うつ薬が躁状態を誘発することは、「薬剤性の躁転」という表現で以前から知られており、多くの臨床医が経験しているものと思われる。近年では、アキスカルら[3]が提唱するソフト双極スペクトラムや、ガミーら[11]が提唱する双極スペクトラム障害の概念から、抗うつ薬により躁状態を呈した症例は、もともと双極性（bipolarity）を有していたとする考え方が浸透しつつあるように思われる。

いずれにせよ前述の調査では、抗うつ薬の投与により躁状態が惹起され、何らかの攻撃性を呈したことは明らかであるが、これらの報告が意味する「躁状態」は、双極性によるものであるのか、抗うつ薬の直接的な作用によるものであるのかは不明である。

Ⅲ　抗うつ薬と攻撃性・暴力の関係性

1　賦活症候群と攻撃性・暴力

抗うつ薬自体が何らかの中枢刺激症状を惹起するということが、近年指摘されてきている。賦活症候群[24]は、抗うつ薬と自殺をめぐる一連の論争の中で、２００４年にＦＤＡの諮問委員会が指摘した概念である。その定義や診断基準は今日明確にされていないが、賦活症候群とは抗うつ薬、特にＳＳＲＩにより引き起こされる自殺関連事象の背景となり得る中枢刺激症状で、抗うつ薬による行動毒性であるという認識である。うつ病のみならず種々の精神疾患患者においても発現することがわかっており、あくまでも抗うつ薬による中毒性、外因反応性の精神症状であり、広義の意識変容、意識障害であると考えられている。これらの発現メカニズムとしてはいくつかの仮説があるが、セロトニン再取り込み阻害作用の強い抗うつ薬での出現報告が多いことから、セロトニンの関与が示唆されている。なかでも不安や焦燥、パニック、不眠、アカシジアなどは抗うつ薬の投与初期あるいは用量変更後に多いとされており、急激な細胞間隙のセロトニンレベルの変化によるセロトニン2Aおよびセロトニン2C受容体刺激が高まることで発現すると考えられている。また、易刺激性や敵意、衝動性は抗うつ薬長期投与中に起こりやすいとされており、これは衝動抑制に関与するセロトニン1Bヘテロ受容体のダウンレギュレーションにより、衝動抑制機構が働かなくなるものと推測されている。最近では、自殺の前兆の早期発見、自殺の予防といった観点から、賦活症候群をより多くの症状や徴候を含むものと考え、広く定義する必要があるという見解もあり、ＦＤＡの10症状（表１）以外にも、脱抑制や情動不安定、社会的ひきこもり、奇異行動、妄想症などの精神病症状も加味してとらえる必要があるという指摘もある。[12]

このように賦活症候群はあくまでも自殺関連事象の前景となり得る中枢刺激症状であるというのが大前提であるが、賦活症候群の症状が他者に対する攻撃性を惹起する可能性、つまり他害行為の前景になり得ることも想像にたやすい。一般に躁状態やアカシジア、焦燥などが攻撃性や暴力行動を惹起し得ることは古くから知られており、ＦＤＡの示した賦活症候群の10症状（表１）にもそれらは含まれており、抗うつ薬が攻撃性や暴力を引き起こす可能性は十分に高いものと考えられる。ブレギン[5]は前出のレビューの中で、抗うつ薬により生じる可能性のある攻撃性を伴う行動には、次のような特徴があることを指摘している。まず、一連の中枢刺激症状であり、これは比較的軽症の不眠や神経過敏、不安、多動、易刺激性などから、激越や脱抑制、誇大性、うつ、自殺傾向などを伴う躁状態までをも含んでいる。次に、刺激と抑制の混合状態であり、これはいわゆる激越うつ病の状態で、基礎のうつ病が著しく悪化した状態で、自殺や暴力のリスクが高いとしている。さらに、自己あるいは他者に対する攻撃の強迫的とらわれやアカシジアを挙げており、これらにより精神状態が悪化し、易刺激性や自己あるいは他者に対する攻撃性も惹起されるとしている。これらの特徴は今日の賦活症候群の概念に一致したものであると考えられ、賦活症候群が他者に対する攻撃性や暴力を惹起する可能性を大いに示唆するものである。しかし、抗うつ薬による他者に向かう攻撃性に関しては否定的な見解も多く、規制当局も特別取り上げて検討してはいない。ヒーリー[15]は、これらのリスクも添付文書上で警告すべきであるという見解を示している。

2　抗うつ薬投与により出現した躁状態をどう解釈するか

その一方で、賦活症候群の症状として、軽躁や躁状態を挙げることは不適切であるとする見解もある。これは、前述のアキスカルら[3]が提唱するソフト双極スペクトラムや、ガミーら[11]が提唱する双極スペクトラム障害の概念に関連したものであり、もともと双極性があったうつ病患者に、その双極性が見落とされ抗うつ薬が投与されたことにより、うつから躁へとフェーズがシフトしたという考え方である。また、アキスカルら[1]は、抑うつ混合状態（depressive mixed state：DMX）という概念を提唱している。DMXとは大うつ病エピソードに数個の軽躁症状が併存した状態を示し、単極性うつ病の15～25％に見られ、抗うつ薬がDMXの軽躁状態を悪化させると考えられている。アキスカルら[2]はFDAの示した賦活症候群の症状に関して調査し、抗うつ薬服用後に自殺念慮が出現したうつ病患者はDMXの特徴的な症状を有していたことを報告している。この報告を受けて、賦活症候群の症状はDMXが抗うつ薬により悪化したものという解釈もある。[23]

ここで、前項で指摘した抗うつ薬誘発性の躁状態の解釈が問題となってくる。臨床上見落とされがちな双極性が存在していたうつ病患者の場合は、抗うつ薬の投与がうつ状態から躁状態へとフェーズをシフトさせたと考えることに異論はない。問題は双極性のない患者や、気分障害の症状を有さない不安障害患者などにも、抗うつ薬投与により躁状態が誘発されることがあるということである。前出のブレギン[5]によるフルオキセチンの臨床試験結果の解析でも、躁状態を呈した33例中

23例は過去に躁状態の既往はなく、他の抗うつ薬で躁状態を呈したこともなかったことから、おそらく双極性は存在していなかったものと思われる。他にも気分障害の合併のない不安障害患者がSSRIにより躁状態を呈したという報告がある。バークら[4]は、フルオキセチンやシタロプラム、クロミプラミンなどが投与された5例の強迫性障害患者が躁状態を呈したことを報告している。ゴら[13]は、行動療法と抗うつ薬治療を行った11～17歳の強迫性障害患者20名のうち、フルオキセチンとセルトラリンの投与を受けた6名が躁状態を呈したことを報告している。そのうちフルオキセチンの投与を受けた3名は気分障害を合併していなかった。メンデヘカールら[19]は、解離性障害の患者にセルトラリン50㎎／日を投与したところ、3～4日後に軽躁状態が出現し、セルトラリン中止7日後に軽躁状態が消失したという症例報告を行っており、この軽躁状態はセルトラリンの副作用であろうと考察している。このように、報告数は多くないものの、気分障害の合併のない症例や双極性のない症例での躁状態発現の報告は散見され、これらの報告からも、抗うつ薬の副作用としての躁状態、つまり賦活症候群の症状としての躁状態が存在することがうかがわれる。躁状態は往々にして攻撃性や暴力を伴いやすく、抗うつ薬による賦活症候群として発現した躁状態が攻撃性や暴力を誘発することが、抗うつ薬による攻撃性や暴力の原因の一つになり得ると考えられる。

3　躁状態を伴わない攻撃性や暴力

また、抗うつ薬により誘発される攻撃性や暴力は必ずしも躁状態を伴っていない。躁状態であれば、攻撃性や暴力などの他害行為が発生することは容易に想像されるが、抗うつ薬投与により躁状態を伴わない攻撃性や暴力行為を認めた報告も見られる。ヒーリーらによる抗うつ薬と暴力について書かれた論文(16)に提示された実症例をいくつか紹介する。ここに掲載されている症例はいずれも傷害事件で裁判となったケースである。

【症例1　60歳男性】

過去に5回の不安抑うつ状態のエピソードあり。いずれも薬物治療にて数週間で改善している。また過去に自殺関連行動（suicidality）や不穏行動が見られたことはなかった。１９９０年にうつ病エピソードを発症。ホームドクターよりフルオキセチンの投与が開始となるが、服用後より焦燥、イライラ、幻覚が出現した。トラゾドンやプロプラノロールの併用投与でやや軽減するも、同症状は3週間続いたためフルオキセチンは中止された。イミプラミンの投与で同症状は消失し、うつ症状も改善した。１９９８年、不安を主訴に別の医師を受診。不安障害の診断でパロキセチン20㎎／日が開始された。服用開始2日後、妻と娘と9カ月の孫娘を銃殺した後に、自殺を図った。裁判では薬原性のアカシジアあるいは精神病症状と判断された。

【症例２　18歳女性】

２００1年11月末、祖母の他界を機に気分が沈み、ホームドクターがパロキセチン20㎎／日を処方した。服用当日より、眠気、焦燥、情動変化が起こり、前例のない攻撃性が出現し、家でも口論が絶えない状態になった。８週間後に両親がホームドクターに状況を説明したところ、パロキセチン30㎎／日に増量された。増量後１週間後（パロキセチン服用開始約２カ月後）よりナイトクラブで他者を暴行する事件を起こした。パロキセチン20㎎／日に減量するも異常行動は治まらず、自殺企図も見られるようになった。増量後約１カ月後（パロキセチン服用開始約３カ月後）にパロキセチンが中止され、中断症候群が出現したが、異常行動は治まった。裁判では薬原性アカシジアと判断された。

【症例３　74歳男性】

過去に何度か不安抑うつ状態の既往あるが、薬物治療歴はなし。また、過去に暴力や自殺関連行動もなかった。１９９9年6月、不安抑うつ状態にてホームドクターよりセルトラリン50㎎／日が処方される。顕著な焦燥感が出現したため、自己判断で翌日に服用中止。ホームドクターに相談しようとしたが不在のため、別の医師に相談したところ、セルトラリン２００㎎／日に増量された（海外ではセルトラリンは２００㎎／日まで承認されている）。翌朝、台所で突然妻の首を絞め殺害した後、自殺しようと思い車で家を出る。その後落ち着きを取り戻して、「ことの成り行きをきちんと理解したい、これ以上家族を苦悩させたくない」と思い、自宅に戻り警察に連絡をとった。裁判では薬原性アカシジアあるいはせん妄状態と判断された。

ここに示した症例は、いずれも症例報告として発表されたものではないため、詳細な状態像についての記載はないが、3例とも明らかな躁状態は呈していないものと思われる。3症例全てにおいて、裁判では薬原性アカシジアが基盤にあったものと判断されている。アカシジアは自殺関連事象の原因となりやすいことが知られているが、これまでの種々の精神疾患に伴う暴力の報告でも、アカシジアが暴力行動惹起の一因であると考えられており、[7][21] アカシジアは他者に向かう暴力行為の原因にもなり得る。アカシジアはFDAが示した賦活症候群の一症状でもあり、抗うつ薬による攻撃性や暴力の原因の一つとして、抗うつ薬により惹起されたアカシジアによるものもあると考えられる。

アカシジアの他にも、FDAが示した賦活症候群の症状（表1）の中には、躁状態を伴わずとも攻撃性や暴力の要因となり得るものがいくつかある。衝動性は敵意が伴えば他害行為を誘発し得る。衝動性亢進のメカニズムは諸説あるが、セロトニン1Aとセロトニン1B受容体は衝動抑制に関与し、セロトニン2受容体は衝動性亢進に関与することや、[9] セロトニン1B受容体のノックアウトマウスで攻撃衝動が高まることなどから[6]、セロトニンの枯渇あるいはセロトニン1B受容体刺激の低下により衝動性の亢進が起こるものと考えられている。これは、抗うつ薬投与中に生じる遅発性の賦活症候群の推定メカニズムにも合致するものであり、このことから抗うつ薬投与により賦活症候群としての衝動性亢進が起こり、攻撃性や暴力行動が出現するものと考えられる。また、焦燥は攻撃行動の前駆症状であると考えられている[22]。焦燥は初期の賦活症候群の一症状として挙げられており、これも攻撃性や暴力の一因となり得るものと思われる。また、グッドマンら[12]は、賦活症候群の症状を広くとらえ、いくつかの他の症状も加味する必要があると指摘していることは先に述べたが、グッドマンらが取り上げた一症状である脱抑制も、敵意が伴えば攻撃衝動や暴力につながり得るものと考えられる。

4　賦活症候群再考

このように、双極性を有する患者のいわゆる「抗うつ薬による躁転」に伴う攻撃性や暴力以外にも、抗うつ薬が攻撃性や暴力行動を惹起する可能性が示唆され、それは今日指摘されている賦活症候群のメカニズムを介したものであると考えられる。しかし賦活症候群は、未だ厳密に定義されているものではなく、今日ではあくまでも自殺関連事象発現への注意喚起としてＦＤＡがいくつかの症状を取り上げたに過ぎない。よって、その概念だけが先行し、抗うつ薬、特にＳＳＲＩのもたらすリスクだけが過剰に認識され、薬物投与開始や増量への躊躇などから本来の治療効果が十分に発揮されないといった問題が起こることが危惧されている。実際にＦＤＡがＳＳＲＩによる自殺関連事象増加のリスクを勧告した後に、18歳以下のうつ病患者の診断件数や治療導入件数が減ったという報告もある[18]。そこには、ＦＤＡの勧告により小児うつ病患者が適切な治療を受けられず、米国での小児うつ病患者の自殺率増加が危惧されるといった考察が記されているが、しかしその調査結果の詳細を見てみると、小児うつ病に対する診断やＳＳＲＩ処方数は減ったものの、小児科医やプライマリ医での大幅な減少が主であり、精神科医による診断や処方はむしろ増加していたという。この調査結果は、非専門医による過剰診断や不必要な抗うつ薬の投与が減り、専門医による適切な診断と治療が行われるようになったと解釈することもできるであろう。

　薬剤のもつリスクは、まず「有る」のか「無い」のか、次いで頻度が「多い」のか「少ない」のかという議論を呼びやすいが、いくら発現率の低いリスクといえども、リスクが有る以上は決して目を背けるわけにはいかない。抗うつ薬による自殺関連事象や本稿で示した攻撃性や暴力、さらには賦活症候群自体の発現頻度は未だ明確にされておらず、またどのようなケースに好発しやすいかも解明されていない。賦活症候群という副作用がまだまだ未知である以上、発現率不明ながらもその副作用が発現する可能性があることを認識し、臨床上の変化に細心の注意をはらっていくことが、抗うつ薬の安全かつ適正な使用につながるものと思われる。そのためには、グッドマンら[12]が指摘するようにＦＤＡの示した10症状にとらわれず、中枢刺激症状全般として広くとらえていく必要があり、また、ヒーリー[15]が指摘するように自殺関連事象へのリスクに限局せず、攻撃性や暴力といった他害行為へのリスクもあるものと認識する必要があると思われる。

Ⅳ　おわりに

抗うつ薬により惹起される攻撃性や暴力について概説した。賦活症候群の定義自体が未だ確定していないため、推論の域を出ない部分は多分にあるが、双極性を伴わない躁状態をはじめ、抗うつ薬が誘発する中枢刺激症状による攻撃性や暴力の発現は見過せない大きなリスクの一つといえよう。ＳＳＲＩをはじめとする抗うつ薬が、それを必要とする多くの患者に有益に用いられるためにも、賦活症候群のさらなる解明のもと、定義や診断基準の確立が急務であり、臨床医がそのリスクに対する正しい認識を持ち合わせることが必要であると思われる。

文　献

(1)　Akiskal, H. S., Benazzi, F.: Family history validation of the bipolar nature of depressive mixed states.

J. Affect. Disord., 73: 113–122, 2003.

(2) Akiskal, H. S., Benazzi, F.: Does the FDA proposed list of possible correlates of suicidality associated with antidepressants apply to an adult private practice population? J. Affect. Disord., 94: 105–110, 2006.

(3) Akiskal, H. S., Pinto, O.: The evolving bipolar spectrum. Prototypes Ⅰ, Ⅱ, Ⅲ, and Ⅳ. Psychiatr. Clin. North Am., 22: 517–534, 1999.

(4) Berk, M., Koopowitz, L. F., Szabo, C. P.: Antidepressant induced mania in obsessive compulsive disorder. Eur. Neuropsychopharmacol., 6: 9–11, 1996.

(5) Breggin, P. R.: Suicidality, violence and mania caused by selective serotonin reuptake inhibitors (SSRIs): A review and analysis. International Journal of Risk & Safety in Medicine, 16: 31–49, 2003/2004.

(6) Brunner, D., Hen, R.: Insights into the neurobiology of impulsive behavior from serotonin receptor knockout mice. Ann. N. Y. Acad. Sci., 836: 81–105, 1997.

(7) Crowner, M. L., Douyon, R., Convit, A. et al.: Akathisia and violence. Psychopharmacol. Bull., 26: 115–117, 1990.

(8) Ebert, D., Albert, R., May, A. et al.: The serotonin syndrome and psychosis-like side-effects of fluvoxamine in clinical use – An estimation of incidence. Euro. Neuro-Psychopharmacol., 7: 71–74, 1997.

(9) Evenden, J.: Impulsivity: a discussion of clinical and experimental findings. J. Psychopharmacol., 13: 180–192, 1999.

⑽　Fava, M.: Depression with anger attacks. J. Clin. Psychiatry, 59(suppl. 18): 18–22, 1998.
⑾　Ghaemi, S. N., Ko, J. Y., Goodwin, F. K.: The bipolar spectrum and the antidepressant view of the world. J. Psychiatr. Pract., 7: 287–297, 2001.
⑿　Goodman, W. K., Murphy, T. K., Storch, E. A.: Risk of adverse behabioral effects with pediatric use of antidepressants. Psychopharmacology, 191: 87–96, 2007.
⒀　Go, F. S., Malley, E. E., Birmaher, B. et al.: Manic behaviors associated with fluoxetine in three 12- to 18-year-olds with obsessive-compulsive disorder. J. Child Adolesc. Psychopharmacol., 8: 73–80, 1998.
⒁　Hammad, T. A.: Results of the analysis of suicidality in pediatric trials of newer antidepressants. The CDER Psychopharmacologic Drugs Advisory Committee and the FDA Pediatric Advisory Committee, September 13–14, 2004.（２００４年７月13–14日、ＦＤＡ諮問委員会資料）
⒂　ヒーリー・Ｄ（田島治監修、谷垣暁美訳）『抗うつ薬の功罪―ＳＳＲＩ論争と訴訟』みすず書房、東京、２００５
⒃　Healy, D., Herxheimer, A., Menkes, D. B.: Antidepressants and violence: Problems at the interface of medicine and law. PLoS Med., 3: e372, 2006.
⒄　Howland, R.: Induction of mania with serotonin reuptake inhibitors. J. Clin. Psychopharmacol., 16: 425–427, 1996.
⒅　Libby, A. M., Brent, D. A., Morrato, E. H. et al.: Decline in treatment of pediatric depression after FDA advisory on risk of suicidality with SSRIs. Am. J. Psychiatry, 164: 884–891, 2007.
⒆　Mendhekar, D. N., Gupta, D., Girotra, V.: Sertraline-induced hypomania: a genuine side-effect. Acta

Psychiatr. Scand., 108: 70–74, 2003.

(20) Overall, J. E., Hollister, L. E., Johnson, M. et al.: Nosology of depression and differential response to drugs. JAMA, 195: 946–948, 1966.

(21) Raja, M., Azzoni, A., Lubich, L.: Aggressive and violent behavior in a population of psychiatric inpatients. Soc. Psychiatry Psychiatr. Epidemiol., 32: 428–434, 1997.

(22) 仙波純一「攻撃性の前駆症状としての焦燥—焦燥の評価」『精神科治療学』21、８１７–８２３ページ、２００６

(23) 田中輝明、井上猛、鈴木克治 他「抗うつ薬によるactivation syndromeの臨床的意義—双極スペクトラム障害の観点から」『精神経誌』１０９、７３０–７４２ページ、２００７

(24) 辻敬一郎、田島治「抗うつ薬による賦活症候群（activation syndrome）と自殺関連事象」『精神科』10、２–９ページ、２００７

抗うつ薬の臨床試験における対象患者の問題

I　はじめに

わが国の臨床試験の在り方はこの10年間で飛躍的な変化を遂げた。抗うつ薬の開発においても然り、今日わが国ですでに上市されている抗うつ薬は、旧システム下で行われた臨床試験により有効性や安全性が確認されたものであるが、今後わが国で登場してくる抗うつ薬は、海外と足並みをそろえ、科学性に富み、倫理的配慮が十分になされた新しいシステムでの臨床試験を経て、その安全性や有効性が確認された抗うつ薬ということになるであろう。

このように新薬開発のシステムが充実する一方、臨床試験に参加する患者層の問題が指摘されてきている。抗うつ薬の臨床試験においては、時代とともに変遷するうつ病臨床を取り巻く大きな変化の影響が否めない。近年指摘されているうつ病の診断件数の急増の背景には、いくつかの要因が関与していると考えられている。毎年3万人を越え、高い水準で推移し続けている自殺者数の問題から、うつ病の啓発活動が盛んに行われるようになり、うつ病はきわめて認知度の高い疾患となった。さらに社会構造の変化に伴う現代的な消耗抑うつ（Ershöpfungsdepression）の急増、また、様々な社会的要因の関与によると思われる自己愛人間の増加から、「ディスチミア親和型うつ病」や「自己愛傷つき反応（dysphroric reaction）型うつ病」といった新たなうつ病のサブタイプの提唱など、いわゆる現代型と呼ばれるうつ病の亜型が急増した。このような日常臨床におけるうつ病像の変化は多くの臨床医が実感しているところであろう。

抗うつ薬の臨床試験は、中核群のうつ病患者を対象として候補薬物の抗うつ薬としての可能性を探ることが目的であり、それゆえに中核群のうつ病患者を選別するための多くの組み入れ基準が設けられている。しかしうつ病の臨床像が大きく変化する中、はたしてそれらの選別基準は中核群のうつ病患者のみをピックアップすることができるのであろうか。また、現在の方法論による臨床試験を通過して登場した抗うつ薬は、はたして多様化する今日のうつ病臨床において有効であるといえるのであろうか。

ここでは、抗うつ薬臨床試験の対象患者選別に関わるいくつかの問題点を拾い上げ、抗うつ薬臨床試験の対象患者の実情に迫りたい。

Ⅱ　今日の臨床試験のシステム

今日の新薬開発は１９９６年に制定された「医薬品の臨床試験の実施に関する基準（ＧＣＰ）」の規定に基づいて行われている。わが国では１９８９年にはじめてＧＣＰが制定され、１９９０年より実施されてきた。その後、新薬の開発や審査のあり方を協調させ、データの国際的な相互利用を推進し、審査の迅速化と研究開発の促進を目的とした日米ＥＵ医薬品規制調和国際会議（ＩＣＨ）との合意を経て、改定ＧＣＰとして１９９６年に制定された。これを受けてわが国では１９９６年に薬事法が改定され、１９９７年より新ＧＣＰ（49ページ）が施行されるようになった。

２０００年代になると、プラセボ対照試験（ＰＣＴ）の臨床試験への組み入れがおおむね必須となってきた。ＰＣＴは試験薬の真の薬効評価と副作用の判定が可能となる最も科学性に富んだ試験であると考えられている。ヘルシンキ宣言表明当初は「ＰＣＴは既存の証明された治療法がない場合に限って行ってよい」とされており、これまで多くの疾患に対する臨床試験は実薬対照試験（ＡＣＴ）が行われてきた。しかし２０００年のＩＣＨでは、被験者が死亡や回復不能な疾患に罹っている以外、ＰＣＴを行うことは非倫理的ではないという見解が示された。これに伴い、２００２年の世界医師会ワシントン総会で、ヘルシンキ宣言に「やむを得ない場合、科学的正当性に基づいた方法論的理由がある場合、予防や診断、治療方法の効率性や安全性の決定に必要な場合、プラセボ服用により患者が深刻または非可逆的な損害が生じないと考えられる場合においては、証明された治療法が存在しても倫理的にＰＣＴを行ってもよい」という注釈が付加された。今日の精神科領域の臨床試験におけるＰＣＴの倫理性の考え方は、自殺の可能性を極力除外し、その場合の救済の方法を備えた慎重なプロトコールであれば問題ないとされている。[1]
このように臨床試験は１９９０年代後半から科学性や倫理性を国際的に協調させた標準化されたシステムで執り行われるように改革され、今日の臨床試験の体系が作られていった。

Ⅲ　標準化により生じる問題

臨床試験が国際的に共通した基準に基づいて実施されることにより、信頼性の高い多くのデータの収集が可能となり、候補薬物が治療薬となり得るか否か、迅速かつクリアカットな判定が容易となる。そのためには、標準化された診断基準に基づいて診断された患者を対象に、標準化された評価尺度で重症度や効果の判定を行っていく必要がある。また、その候補薬物の真の薬効を確認するためには、既存薬との優劣を計るのではなく、プラセボとの明確な差異を示すことが科学的に最も有用と考えられており、今やＰＣＴは世界的な標準的手法とされている。

「標準化」とは、言い換えれば「どこで誰が行っても同じ結果が得られること」であり、そのためには主観を排除し、客観性に基づいて公平に判断を下す必要性がある。ことに精神科領域では、長年にわたり主観に頼ってきた診断および状態像の評価に客観性をもたせることが重要となり、そこで用いられるのが、操作的診断法や評価尺度である。今日の抗うつ薬臨床試験では、診断基準は精神障害の診断と分類の手引き（ＤＳＭ）が、重症度および改善度判定にはハミルトンうつ病評価尺度（ＨＡＭ-Ｄ）がおおむね共通して用いられており、これらを使用することにより標準化された診断や状態評価を行うことが可能となる。その一方でＤＳＭやＨＡＭ-Ｄの有用性を疑問視する見解もある。それらは客観性のみが強調され、その本質が見落とされている可能性があると危惧している。つまり抗うつ薬臨床試験の対象者として求められる中核群のうつ病患者以外も抽出してしまうことが懸念される。ここではそういったＤＳＭやＨＡＭ-Ｄの問題点、およびＰＣＴにおける問題点を検討してみる。

1　ＤＳＭの問題

臨床試験の科学性を高め、国際協調に耐え得るものにするためには、最も初期段階にある対象患者の選出を的確に行うことが必須であり、そのためには統一された診断基準が不可欠である。そこで１９８０年に登場した操作的診断法であるＤＳＭ-Ⅲ、およびＤＳＭ-Ⅲ-ＲからＤＳＭ-Ⅳへの改訂は、抗うつ薬のみならず、向精神薬の臨床試験の根幹となる対象患者の選出における診断の標準化をもたらし、臨床試験に確固たる科学性をもたらしたといえるであろう。

ＤＳＭの歴史は１９５２年に米国精神医学会が作成したＤＳＭ-Ⅰに始まる。ＤＳＭ-Ⅰおよび

1968年の改訂版であるDSM-Ⅱは精神分析的な色合いを帯びたものであり、DSM-IおよびDSM-Ⅱは実際の精神科臨床においてほとんど受け入れられなかった。1980年に改訂されたDSM-Ⅲは、それまでのDSMとは全く異質なものであり、それまでの伝統的な病因論に基づく分類は排除され、症候論に基づき操作的にカテゴリー分類ができる操作的診断基準として登場した。その後もDSMは、その根幹である操作的診断の考え方を揺るがすことなく改訂を重ね、DSM-Ⅲでは265であった診断カテゴリーが1987年のDSM-Ⅲ-Rでは292、1994年のDSM-ⅣではDSM-Iの3倍を上回る322と増加していった。[14]

このDSM-Ⅲ以降に見られる操作的診断法の狙いは、それまでの精神科専門医のみが研鑽を積んではじめて成し得る仮想の病因論に基づいた診断から、精神医学に科学性をもたらすべく科学主義に基づいた統一された診断への変換にあった。しかしその本意は浸透せず、簡便さのみが先行し、精神医学診断の浅薄化と大衆化を招いた。[13] 症状の質を問わず、症状の数合わせ的な使用、つまりマニュアル化されたチェックリスト的な使用が横行した。このDSMの誤った使用法は、うつ病の過剰診断を招く一要因になるものと考えられる。野村はその著書[13]や論文[12]の中で、DSM診断では大うつ病エピソードと診断されるが、従来の伝統的診断では全く異なった診断が下される典型的な症例をいくつか挙げ、DSM診断のみに傾倒しつつある今日の精神科診療に警告を発している。

このように、DSMを用いることによりうつ病診断の標準化は可能となるが、同時にDSMを用いることで、中核群のうつ病患者以外がうつ病と診断され、いくつかの除外項目をすり抜ければ、臨床試験に参入してくるという可能性も懸念される。

2　HAM-Dの問題

抗うつ薬の臨床試験において、その候補薬物の有効性を示すためには、ある程度の重症度を示す対象患者の症状が改善されることを実証する必要がある。そこで今日の抗うつ薬の臨床試験では、臨床試験組み入れ時の重症度の判定、および改善度の評価の指標としてHAM-Dが用いられている。

HAM-Dは1960年にハミルトンによって考案されたうつ病の重症度の評価尺度であり、当時のうつ病薬物治療の主流であった三環系抗うつ薬の作用を評価するには最適の評価尺度と考えられていた。その一方で発表当初より、「客観的事実の豊かさが除去されている」「異なる評価項目のスコアを単純に加算した合計点に意味があるのか」といった、HAM-Dの有用性を疑問視する声もあがっていた。[(5)] 今日では、選択的セロトニン再取り込み阻害薬（selective serotonin reuptake inhibitor：SSRI）などの三環系抗うつ薬とは異なる抗うつ薬に対する作用の評価においては不適とする意見が一般的になってきている。[(5)]

また後に詳述するが、HAM-Dの項目のうち、メランコリーの特徴に合致する得点が低くても、不安や入眠障害などの非メランコリー型うつ病でも見られる症状の得点が高ければ、メランコリーと非メランコリーの差異を見出せず、同等の重症度を有するうつ病と評価されてしまうことも懸念される。

3　プラセボ反応性の問題

今日の抗うつ薬臨床試験においてPCTが必須となっていることは先に述べたが、一般にプラセボが組み込まれている臨床試験に同意する患者はプラセボ反応率が高いといわれている[6]。プラセボ反応性の問題は、PCTの重要な問題点の一つである。一般にうつ病のプラセボ反応率は30～40%といわれており[2]、また近年、その反応率が上昇し、実薬との差を見出すのが困難になってきているという指摘もある[3][15]。プラセボ反応性が高まれば、その治験薬の有効性や安全性の判定に誤りが生じてしまうことはいうまでもない。石郷岡[6]はうつ病のプラセボ反応率を高める因子として、①パニック障害や薬物依存の併存、②HAM-Dが低得点、③状況因が強く関与、④今回のエピソードが短期間、⑤デキサメサゾン抑制者、⑥非内因性うつ病、の6項目を挙げている。HAM-Dの得点とプラセボ反応率の関係については、最近カーシュら[9]がFDAの保有する新規抗うつ薬の35の臨床試験データをメタ解析しており、その結果プラセボと実薬との間で明確な効果の差異が生じるのはHAM-Dの得点が28点以上であったと報告している。海外での平均的な臨床試験組み入れ条件は

ＨＡＭ‐Ｄが20点以上の患者とされているが、自殺念慮などの自殺関連事象のリスクの高い重症患者は除外基準により排除されるため、臨床試験に組み入れられる対象患者の多くはＨＡＭ‐Ｄ合計得点が20点台前半であろうと推測される。また、前述のＤＳＭ診断による中核群以外の患者の臨床試験参入も懸念されることなどから、実際にはプラセボ反応性の高い患者が多く臨床試験に参加しているものと考えられる。

Ⅳ　抗うつ薬臨床試験における対象患者の実像

今日わが国で新薬と呼ばれているフルボキサミンやパロキセチン、セルトラリンといったＳＳＲＩ３剤は、新ＧＣＰ導入前に臨床試験が行われたもので、ＰＣＴも行われていない（セルトラリンは第Ⅲ層臨床試験におけるＡＣＴでうつ病に対する有効性が検証されず[7]、後に追加で行われたプラセボを対照としたランダム化治療中止試験で有効性が確認されている）[8]。対象患者も今日のような新聞広告などのマスメディアを通じた公募で集められた患者ではなく、治療を求めて受診してきた患者の中から選出された患者である。わが国で行われたこれらＳＳＲＩ３剤のアミトリプチリンを対照としたＡＣＴの対象患者の選択基準を表１に示す[7][10][11]。これを見ると、ＤＳＭで診断され、ＨＡＭ‐Ｄで16～18点以上の重症度が示される患者が選択され、いくつかの除外基準をクリア

表1　SSRI3剤のわが国における臨床試験（アミトリプチリン対照二重盲検比較試験）での対象患者の選択基準

	フルボキサミン	セルトラリン	パロキセチン
試験期間	1993年6月～1994年10月	1995年3月～1996年11月	1995年8月～1998年7月
診断基準	DSM-Ⅲ-Rで双極性障害、うつ病性障害と診断されるうつ病またはうつ状態	DSM-Ⅳでうつ病性障害（単一、反復性）、双極性障害（Ⅰ型、Ⅱ型）、気分変調症	DSM-Ⅳで双極性障害、うつ病性障害（ICD-10の躁病エピソードを除く）
重症度	HAM-D（17項目）で16点以上、かつHAM-D抑うつ気分スコアが2点以上	同左	HAM-D（17項目）で18点以上、かつHAM-D抑うつ気分スコアが2点以上
除外項目	医師が不適当と判断	同左	同左
	統合失調症	同左	同左
	てんかんなどの痙攣性疾患	同左	同左
	脳器質性疾患によるうつ状態	同左	同左
	2週間以内にMAOIを服用	同左	同左
	2週間以内にリチウムを服用	同左	同左
	3カ月以内にECT治療	同左	同左
	排尿障害	同左	同左
	緑内障、眼圧亢進	同左	同左
	甲状腺機能低下等のホルモン異常	同左	同左
	薬物過敏症	同左	同左
	重篤な心、肝、腎、造血器障害	同左	同左
	妊娠または授乳期の女性	同左	同左
	現病相においてすでに治療中	同左	同左
		現在アミトリプチリンで治療中	同左
		自殺傾向が強い	同左
		アルコールや薬物の依存	同左
			抗不整脈薬、抗凝血薬投与中
			4週間以内に他の治験薬剤を服用

表2　SSRI 3剤のわが国における臨床試験（アミトリプチリン対照二重盲検比較試験）に組み入れられた患者像　（人）

		フルボキサミン		セルトラリン		パロキセチン	
		F群	A群	S群	A群	P群	A群
解析対象患者総数		105	113	93	93	107	118
DSM分類	大うつ病性障害単一エピソード	46*	47*	41	45	41	41
	大うつ病性障害反復性	39*	54*	41	35	45	53
	気分変調症	7*	4*	4	8	11	6
	特定不能のうつ病性障害	4*	2*	—	—	3	3
	双極Ⅰ型うつ病	9*	5*	5	5	5	10
	双極Ⅱ型反復性大うつ病			2	0	1	1
	双極性障害混合性	0*	1*	—	—	—	—
	特定不能の気分障害	0*	0*	—	—	1	4
HAM-D平均値（点）		22.9 ± 6.1	23.6 ± 5.9	23.9 ± 5.3	23.6 ± 5.7	23.8 ± 5.1	23.9 ± 5.0

F群：フルボキサミン投与群、S群：セルトラリン投与群
P群：パロキセチン投与群、A群：アミトリプチリン投与群
*はDSM-Ⅲ-R分類、他はDSM-Ⅳ分類

した患者が最終的にエントリーされている。これらの基準により選別され、臨床試験に組み入れられた実際の患者像の内訳を表2に示す。[7][10][11]HAM-Dの平均値はすべての試験で23点前後であり、おおむね一致した重症度の患者が対象となっている。一方、診断においては、その大部分は大うつ病性障害であるが、一部気分変調症や双極性うつ病も少数含まれている。おそらくうつ病のみならずうつ状態への有効性を示すことも試験の目的であったためと思われ、双極性障害のうつ状態も臨床試験の対象として挙げられたものと考えられる。これは、当時のわが国の抗うつ薬臨床試験の対象患者の選別法は、

気分障害はまず双極性と単極性を大別するという今日のDSMが示す基本的な診断概念に相反するものであり、いわゆるうつ病の中核群のみを対象とした試験ではなかったことがうかがえる。

ジマーマンら[16]は、1994年から1999年に行われた海外の抗うつ薬の臨床試験の中から31の報告を抽出し、うつ病の診断や精神症状に関与する標準的な9項目の除外項目を示している（表3）。1990年代当時のわが国の除外基準（表1）と対比させると、海外の診断や症状に関する除外基準はより厳密であることがわかる。このように1990年代は、わが国と海外では診断や除外項目、患者の募集方法などの臨床試験組み入れ基準に大きな差異があったことがわかる。

石郷岡[6]は、この時期にわが国と米国で行われたある抗うつ薬の臨床試験対象患者の比較を行っている。当時のある候補薬物に対する日米のそれぞれ3つの試験における対象患者から得られたデータの中から、試験開始前のHAM-Dの得点のうち、国際疾病分類（ICD）-10でメランコリーの指標とされる8項目の得点を比較している（図1）。その結果、早期睡眠障害や精神運動抑制、日内変動、体重減少、消化器系の身体症状といったメランコリーの特徴的な症状において、わが国より米国の対象患者のほうが軽症であることが示された。石郷岡はこの結果から、米国では非メランコリー型のうつ病患者が臨床試験に多く参入するようになってきており、それゆえに米国の抗うつ薬臨床試験におけるプラセボ反応性が上昇してきていると考察している。先に示した通り、1990年代当時は臨床試験の除外基準は海外のほうが厳格であったにもかかわらず、海外では非

表3　海外の臨床試験における一般的な精神症状、診断上の除外基準

1. 過去に躁や軽躁のエピソードがある
2. 精神病性症状がある
3. SADS*の自殺の項目に該当する重篤な自殺のリスクがある
4. 過去6カ月の間にDSM-Ⅳで診断されるアルコールや薬物の乱用や依存がある
5. HAM-Dで基準以下（20点未満）の軽症うつ病
6. 気分変調症
7. うつ病期が4週間未満ないし2年以上
8. うつ病や薬物依存以外のⅠ軸診断の併存
9. 境界性パーソナリティ障害

* Schedule for Affective Disorders and Schizophrenia

（文献⒃を参考に筆者作成）

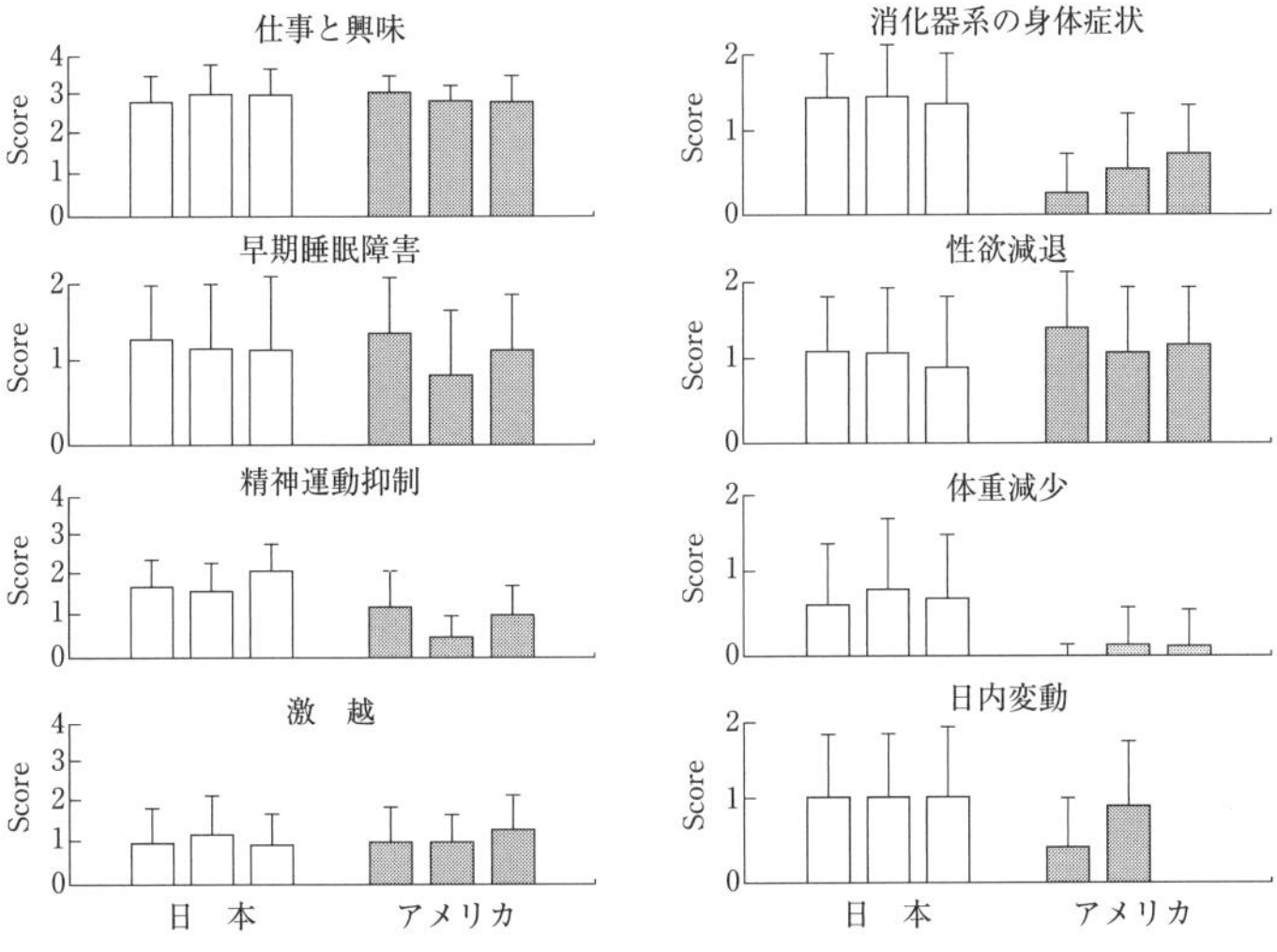

図1　ある抗うつ薬の臨床試験対象患者における試験開始前のHAM-D得点：日米各3試験の比較
（縦軸はHAM-Dの平均得点）　（文献⑹より引用）

中核群のうつ病患者が多く臨床試験に参加したことが示唆されており、この研究結果から推測する限りでは、当時はわが国の臨床試験のほうが中核群のうつ病患者を選出しやすい状況にあったと考えることもできる。その理由の一つとして、当時のわが国では治療を求めて受診してきた患者が臨床試験の対象患者であり、まずは従来型の診断法でふるいにかけ、次いでDSMやHAM-Dなどの診断や評価基準に当てはめた後に該当者を臨床試験にエントリーするといった風潮があったことが挙げられるであろう。

現在開発中で近年中にわが国で上市が見込まれている抗うつ薬の臨床試験結果は現時点ではまだ報告されていないので、その対象患者の詳細は不明である。それらの臨床試験は新GCP導入後に行われており、PCTも行われ、公募で集められた患者も参入してきており、今後わが国で上市される抗うつ薬の臨床試験対象患者は、おおむね一般的な海外の基準を満たした患者が選出されているものと推測されるが、その患者層は海外同様に中核群のうつ病以外の参入率が増加してくるものと懸念される。

V　今日の臨床現場から見た抗うつ薬臨床試験の対象患者

これまでは、抗うつ薬の臨床試験に組み込まれる対象患者の適正について論じてきたが、その一方で、臨床試験にエントリーされる患者は日常臨床の患者像を反映していないのではないか、臨床試験対象患者への有効性が確認された抗うつ薬がはたして日常臨床で遭遇する患者に有効であるか、といった今日の抗うつ薬の臨床試験に疑問を投げかける見解もある。

ジマーマンら[16]は、前述の標準的な除外基準（表3）に基づいて、日常の外来でうつ病として治療を受けている患者をスクリーニングした研究結果を報告している。３４６名のうつ病患者を対象に、除外項目に該当する患者を排除していくと、最終的には29名しか残らなかった（図2）。その多くはHAM-Dが20点未満であることや、何らかの不安障害の併存のために除外さ

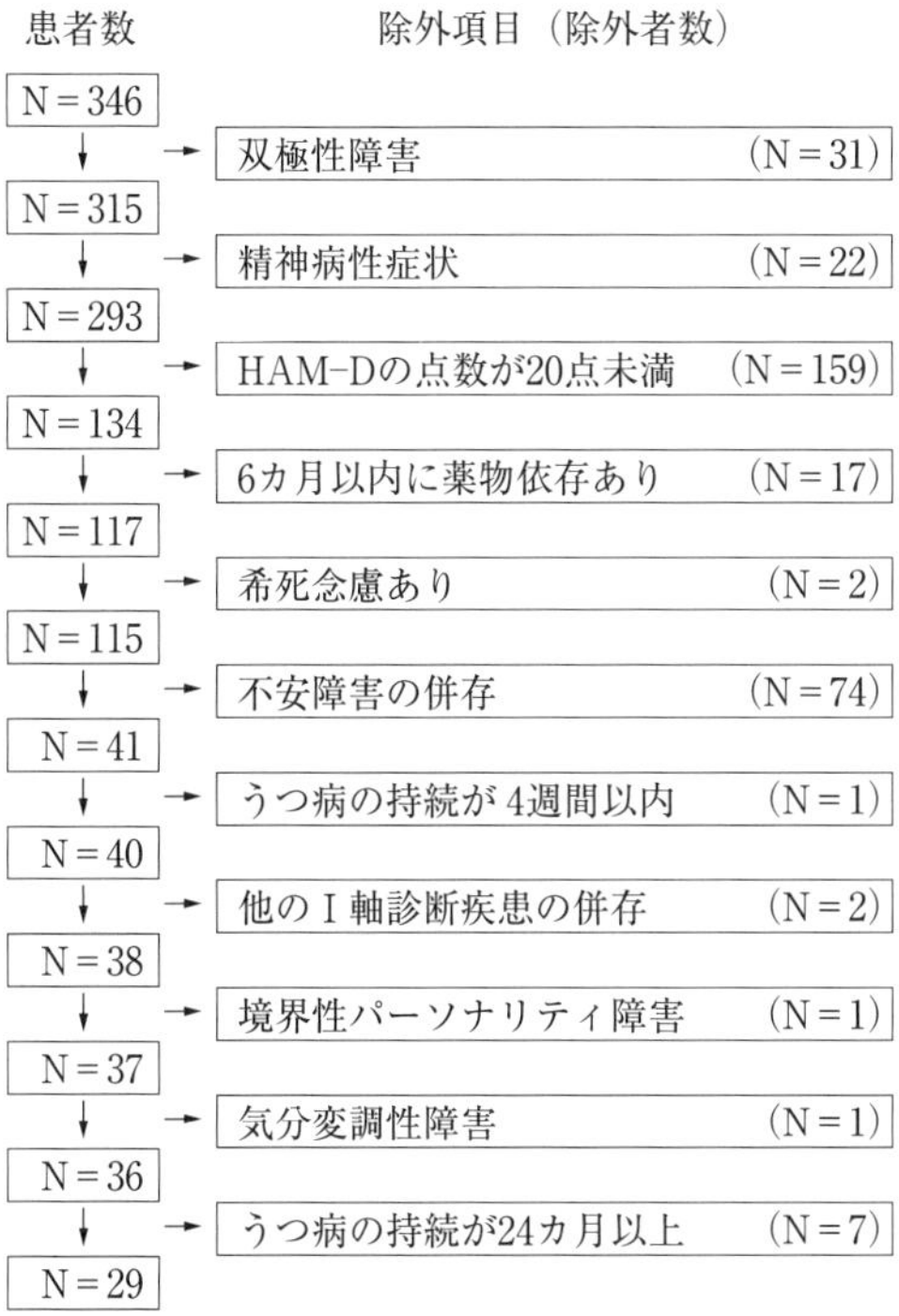

図2　臨床試験の組み入れ基準に適合させた日常臨床におけるうつ病患者の実情

（文献(16)より引用、改変）

れている。この結果からジマーマンらは、臨床試験にエントリーされる患者は確かにうつ病の中核群の患者かもしれないが、日常臨床における少数派にすぎないと考察している。またハバーフェルナー[(4)]は、抗うつ薬の臨床試験に応募してきた２１６名の患者が何らかの除外基準を満たしたことにより臨床試験にエントリーできなかったことを報告している。その理由は92・１％が重症度の問題で、57・４％が他の向精神薬を服用していたため、44・９％がＳＳＲＩなどの抗うつ薬で治療を受けていたなどであり、応募患者１人あたり平均３・４個の除外基準に合致したと報告している。ハバーフェルナーは考察で、公募で集められた患者の臨床試験への組み入れの困難さを指摘している。

これらの報告は、臨床試験の組み入れ基準を厳密にすることにより、逆に日常臨床における少数派のうつ病患者のみが拾い上げられ、それらの患者を対象に行った試験で有効性が示された薬物の効果は、はたして日常臨床で遭遇する多くの患者に有効なのであろうか、という疑問を投げかけている。今日の日常臨床でうつ症状を呈する患者に抗うつ薬を投与する際に、その抗うつ薬の有効性が示された臨床試験の組み入れ基準に準ずる厳密な診断、判定基準を用いて患者を判別し、基準を満たした患者のみに投与したとすると、その抗うつ薬の恩恵を被る患者はうつ症状で来院した患者のごく一部ということになるであろう。その背景には、やはりうつ病の亜型、いわゆる現代型のうつ病の急増などに見られるうつ病臨床像の変化が大きく関与しているものと思われる。

Ⅵ　おわりに

臨床試験のシステムが整備され、標準化が推し進められる一方で、抗うつ薬の臨床試験に参加する対象患者にも変化が生じてきていることについて検討した。その変化は、時代とともに増加してきている多様なうつ病の亜型は、今日の診断基準や評価尺度のみでは完全に識別できないという事実に起因することが示唆された。

今日提唱されてきている様々なうつ病のサブタイプは、ＤＳＭやＩＣＤなどで厳密に定義されたものではないため、今後の診断基準の改訂に伴い、それらの位置づけがどのようなものになるかは未知である。今後それらのサブタイプが明確に定義されることで、抗うつ薬の臨床試験のあり方は変わってくるものと予測される。従来の中核群のうつ病を対象とする抗うつ薬の臨床試験における除外項目の拡大、あるいは、新たに設けられたうつ病のサブタイプを対象とした治療薬開発のための臨床試験の開始など、うつ病像の変化が抗うつ薬の臨床試験に変革をもたらす可能性は大いにあるものと推察される。

文献

(1) 青葉安里「わが国における精神科領域臨床試験の変遷と今後の方向性」『臨床精神薬理』9、3–10ページ、２００６

(2) Brown, W. A.: Placebo as a treatment for depression. Neuropsychopharmacology, 10: 265–269, 1994.

(3) The European College of Neuropsychopharmacology: Clinical relevance of response and improvement in psychopharmacology. Eur. Neuropsychopharmacol., 5: 531–533, 1995.

(4) Haberfellner, E. M.: Recruitment of depressive patients for a controlled clinical trials in a psychiatric practice. Pharmacopsychiatry, 33: 142–144, 2000.

(5) ヒーリー・D（林建郎、田島治 訳）『抗うつ薬の時代―うつ病治療薬の光と影』星和書店、東京、２００４

(6) 石郷岡純「プラセボ比較試験の問題点」『臨床精神薬理』2、１４５–１５３ページ、１９９９

(7) 上島国利、小山司、三田俊夫 他「選択的セロトニン再取り込み阻害薬塩酸セルトラリンのうつ病およびうつ状態に対する臨床評価―塩酸アミトリプチリンを対照とした二重盲検比較試験―」『神経精神薬理』19、５２９–５４８ページ、１９９７

(8) Kamijima, K., Burt, T., Cohen, G. et al.: A placebo-controlled, randomized withdrawal study of sertraline for major depressive disorder in Japan. Int. Clin. Psychopharmacol., 21: 1–9, 2006.

(9) Kirsch, I., Deacon, B. J., Huedo-Medina, T. B. et al.: Initial severity and antidepressant benefits: A meta-analysis of data submitted to the Food and Drug Administration. PLoS. Med., 5: 260–268, 2008.

(10) 三浦貞則、小山司、浅井昌弘 他「選択的セロトニン再取り込み阻害薬塩酸パロキセチンのうつ病およびうつ状態に対する臨床評価―塩酸アミトリプチリンを対照とした二重盲検群間比較試験―」『薬理と治療』28、s１８７-２１０ページ、２０００

(11) 村崎光邦、森温理、三浦貞則 他「選択的セロトニン再取り込み阻害薬ＳＭＥ３１１０（fluvoxamine maleate）のうつ病およびうつ状態に対する臨床評価―塩酸アミトリプチリンとの二重盲検比較試験―」『臨床医薬』14、１１５-１４４ページ、１９９８

(12) 野村総一郎「新規抗うつ薬導入後のうつ病診断と治療を考える」『臨床精神薬理』8、１６５５-１６６１ページ、２００５

(13) 野村総一郎『うつ病の真実』日本評論社、東京、２００８

(14) 高橋三郎、染矢俊幸「ＤＳＭ-Ⅲ、ＤＳＭ-Ⅲ-ＲそしてＤＳＭ-Ⅳ」『臨床精神医学』25、２６９-２７３ページ、１９９６

(15) Uhlenhuth, E. H., Matuzas, W., Warner, T. D. et al: Growing placebo response rate: The problem in recent therapeutic trials? Psychopharmacol. Bull., 33: 31–39, 1997

(16) Zimmerman, M., Mattia, J. I. and Posternak, M. A.: Are subjects in pharmacological treatment trials of depression representative of patients in routine clinical practice? Am. J. Psychiatry, 159: 469–473, 2002.

抗うつ薬の開発とうつ病臨床の変化

I　はじめに

精神科病院を中心に精神疾患患者の治療を行ってきたわが国の精神科医療も、精神科診療所を中心としたメンタルヘルス全般へと移行しつつある。うつ病の場合、ストレス社会がもたらすうつ病自体の増加や、自己愛型人間の増加に伴うディスチミア親和型うつ病などの新たなうつ病のサブタイプの提唱など、外来診療を中心とするうつ病患者の増加やその病態像の変化は著しい。しかし、単純に患者層の変化、つまり疾病構造の変化によるものとは言い切れず、精神科診療を煽り立てる他の要因の関与も否定できない。

その一つが新規向精神薬の登場である。新規向精神薬は盛大なキャンペーンとともに登場した。製薬会社は大衆に向けた精神疾患の理解と精神科医療の普及に励み、精神科に対するスティグマの軽減に大きく貢献した。この活動はいわゆる「精神科」の敷居を下げ、以前のような重症化して病院に駆け込む受診から、軽症のうちに相談に来る受診へと変わっていった。さらにうつ病の場合は、急増し高い水準を維持し続けている自殺者の多くがうつ病を併発していることや、ＷＨＯが今後最も経済負担を強いる疾患がうつ病であると発表したこともあり、国を挙げてうつ病の早期発見、早期治療が唱われるようになった。それは精神科専門医のみならず、プライマリ医へのうつ病の啓発活動も盛んに行われた。安易な診断のヒントや簡便な治療のマニュアル化の普及が、これまでその診断や治療を敬遠していたプライマリ医によるうつ病診療の急増をもたらした。このように様々な要因が重なり合った結果、急増するうつ病やうつ病臨床の変化を実感している臨床医は少なくないものと思われる。

さて、ここでは、抗うつ薬の開発や普及がうつ病の臨床にどのような変化をもたらしたかについて言及していく。本テーマに関しては、ヒーリーの綿密かつ詳細な研究が有名である。ここでは、１９５７年の三環系抗うつ薬（tricyclic antidepressant：TCA）であるイミプラミンとモノアミン酸化酵素阻害薬（monoamine oxidase inhibitor：MAOI）であるイプロニアジドの発見に始まる50余年にわたる抗うつ薬開発の歴史を、ヒーリーの報告[3][4]に基づいて、その変遷を整理するとともに、近年指摘されているうつ病診断の拡大と薬物治療の問題点を考えていきたい。

Ⅱ　三環系抗うつ薬の誕生――内因性うつ病の時代

1　TCAの発見

１９５２年の統合失調症の治療薬であるクロルプロマジンの発見を機に、抗精神病薬あるいは神経遮断薬への関心が高まっていった。クロルプロマジンに次ぐ統合失調症の治療薬として開発されたイミプラミンは、大きな期待のもと統合失調症患者に対する臨床試験が行われた。しかしその結果は惨憺（さんたん）たるものであり、多くの統合失調症患者が荒廃し、激越の増悪や、なかには軽躁状態を呈する患者も見られた。これを受けて、イミプラミンの開発会社は開発研究をいったん中止した。

しかし、イミプラミンが何らかの中枢神経系への作用を有することに着目したクーンらは、うつ病患者への投与試験を開始した。その結果、イミプラミンに抗うつ薬としての可能性が強く支持され、さらにイミプラミンは「内因性うつ病」「生気的うつ病」「メランコリア」などと当時呼ばれていたうつ病の状態像に対して有効性が高いことが確認された。しかし当時は、抗うつ薬の開発は不可能であると考えられていた時代であり、クーンの報告はほとんど注目を集めることはなかった。イミプラミンを開発した製薬会社が１９５８年にクロミプラミンを製造した際にも、うつ病患者ではなく統合失調症患者を対象とした臨床試験が先に行われており、こうしたことからも、この時代は製薬会社にとってうつ病は市場として認識されておらず、精神薬理学界においてもうつ病の薬物治療や抗うつ薬の存在自体が軽視されていたことがうかがわれる。

同時期にＭＡＯＩという抗うつ薬の登場を『ニューヨークタイムズ』紙が取り上げたことや、当時の精神薬理学界の第一人者であったキールホルツがイミプラミンの抗うつ薬としての有効性を指摘したことで、イミプラミンの抗うつ薬としての開発研究が再開された。こうしてイミプラミンは１９５７年にスイスで承認され、翌年には欧州各国で上市された。

同じ頃、インドで高血圧や精神錯乱などに有効とされ使用されていたラウウォルフィアセルペンティナという植物の根からレセルピンが分離され、高血圧の治療に用いられるようになった。高血圧の治療のためレセルピンを服用した患者の活力が減退するという現象が確認され、レセルピンは鎮静効果を有すると考えられた。統合失調症患者への投与が試みられたが、クロルプロマジンの作用には及ばず、精神科領域での普及には至らなかった。レセルピンに対する生化学的な研究も行われ、セロトニンやノルアドレナリンなどのカテコールアミン類を枯渇(こかつ)させる作用も確認された。このレセルピンの発見からイミプラミンのセロトニンやノルアドレナリンの再取り込み阻害作用も確認され、うつ病のモノアミン仮説が誕生した。

2　ＭＡＯＩの登場

一方、１９５１年、イソニアジドに次ぐ結核治療薬としてイプロニアジドが生成された。ともに強力な抗結核作用が認められたが、臨床に導入されてまもなく何らかの精神的な刺激作用の存在が指摘された。この刺激作用が注目され、各国でうつ病患者への投与が開始された。良好な反応が確認される一方、結核治療に用いる高用量のイプロニアジド投与は精神病症状を呈することも確認された。また、この臨床試験に並行してイプロニアジドに関する基礎的な研究も行われ、この薬剤は脳内の様々なモノアミンレベルを増大させることが判明し、イプロニアジドはモノアミン酸化酵素を阻害することが発見された。

これらの知見をもとに、クラインらは結核治療用量より少ない用量のイプロニアジドをうつ病患者に投与する臨床試験を行った。その結果、イプロニアジドの少量投与は、うつ病に対して有効であることが示唆された。製薬会社は、イプロニアジドの抗うつ薬としての適応拡大には消極的であったが、１９５７年にクラインがこの研究結果を発表したことで、多くのうつ病患者がイプロニアジドの治療を受けることになった。これはイプロニアジドがすでに抗結核薬として上市されていたため、臨床医が投薬を試みることが可能であったからである。その臨床での動向を受けて、イプロニアジドに続くいくつかのＭＡＯＩが抗うつ薬として市場に投入された。

３　ＭＡＯＩの終焉

１９６０年に『ネイチャー』誌が、３種類のＭＡＯＩと当時唯一のＴＣＡであったイミプラミンなどを取り上げ、抗うつ薬による薬物療法の時代の到来を告げる記事を掲載した。これを機に、ようやく抗うつ薬という精神医学領域における新たな薬物療法の認知が高まり、製薬会社は抗うつ薬が新たな市場となり得ることを確信した。

ＴＣＡの出遅れもあり、１９５０年代後半にはＴＣＡ以上に注目を集めていたＭＡＯＩであったが、臨床に導入されて1年足らずの間に黄疸（おうだん）をはじめとする副作用の報告がなされ、イプロニアジドは直ちに市場から撤退した。他のＭＡＯＩにおいても、頭痛や高血圧、さらにはくも膜下出血といった副作用の報告が挙げられた。その原因はチーズに含有されるチラミンの血中濃度がＭＡＯＩにより上昇するものであることが解明され、「チーズ反応」と名付けられた。この副作用が致命的となり、さらに同時期に行われた抗うつ薬史上初の無作為化試験（ＲＣＴ）でＭＡＯＩの抗うつ効果を支持する結果は得られなかったこともあり、ＭＡＯＩの需要は減少の一途をたどった。

4　ＴＣＡの時代

その一方でイミプラミンの電気けいれん療法（ＥＣＴ）に並ぶ抗うつ効果がＲＣＴによって証明され、ＭＡＯＩの終焉と入れ替えにＴＣＡが標準的な抗うつ薬の座を独占した。

１９５８年、イミプラミンに化学構造が酷似したアミトリプチリンの研究がアイドらを中心に米国で開始された。イミプラミンやクロミプラミンのときとは異なり、直ちにうつ病患者に対する臨床試験が１９６０年に開始され、早々１９６１年には市場に導入された。同年アイドは『Recognizing the Depressed Patient』(1)という書籍を出版した。臨床医に対するうつ病の啓発活動の一環として、製薬会社がこの書籍を多くの臨床医に配布したことにより、うつ病の認識が高まるとともにアミトリプチリンの売り上げは増加した。

イミプラミンやアミトリプチリンに続いで１９６０年代はＴＣＡが次々と生産された。上市に至った新しいＴＣＡはいずれも、動物実験によるレセルピン作用の遮断作用の有無によりスクリーニングされ、既存のＴＣＡとの化学構造の類似性が主な選択基準であった。ＴＣＡの時代を迎えるに伴い、ＴＣＡの作用特性に合致した系統的理論のもと、うつ病像の「見直し」が行われるようになった。

今日でも世界的に頻用されているうつ病の評価尺度であるハミルトンうつ病評価尺度（ＨＡＭ－Ｄ）は、この時代にハミルトンによって考案されている。これはイミプラミンの抗うつ効果の特性におおむね一致するものであり、その後の多くの抗うつ薬の開発試験における世界的基準となった。また、同時期に、以前より議論されていた「内因性うつ病」と「反応性（神経症性）うつ病」を明確に区分する概念が登場した。１９５０年代半ばから気分障害を従来の一元論から二元論へ転換する動きが見られるようになり、１９５７年にレオンハルトが単極性と双極性の二分論を提案したことを機に、１９６０年代には気分障害の二元論が定着していった。ニューカッスル学派と呼ばれる英国のルースらは従来の生気的および非生気的うつ病についての研究を行い、体質や遺伝的要因によると考えられる生物学的なうつ病で、薬物治療やＥＣＴによってのみ適切に治療され得るものを「内因性うつ病」とし、イベントを契機に発病し、精神療法によって治療可能なものを「反応性（神経症性）うつ病」とした。そしてそれらを識別する操作的定義を１９６５年に発案した。この理論はうつ病のモノアミン仮説に非常によく合致し、ＴＣＡがモノアミン再取り込み阻害薬である事実にも合致したため、広く受け入れられた。

こうしてＴＣＡはまさにクーンが指摘したように、内因性の病像を有するうつ病の治療薬として定着し、選択的セロトニン再取り込み阻害薬（selective serotonin reuptake inhibitor：SSRI）が登場するまでは、内因性うつ病がうつ病薬物治療の主要なターゲットであった。

Ⅲ　ＳＳＲＩの登場——軽症うつ病と不安症の時代

１　うつ病の普及

ＴＣＡの時代を迎え、うつ病の啓発活動は活発化していった。１９９６年、シェパードらは『Psychiatric Illness in General Practice』[12]という書籍を出版した。その内容は、「精神科医よりもプライマリ医のほうが日常臨床で多くの精神疾患患者を診察しており、その多くはうつ病であるる」といったものであった。また１９６０年代から１９７０年代にかけて、キールホルツやグッドウィン、クラインらが相次いで不安障害患者の中に潜むうつ病を指摘し、「それらの患者は抗不安薬ではなくて抗うつ薬での治療が適切である」と主張した。

これらの見解に基づき、１９７2年にキールホルツは「うつ病の予防と治療のための委員会（Committee for the Prevention and Treatment of Depression）」を設立し、うつ病臨床の改善を目指した活動が開始された。１９８０年代にはこの委員会が中心となって、米国における「うつ病―知識普及・診断・治療（Depression - Awareness, Recognition, Treatment : DART）」キャンペーンや、英国における「うつ病撲滅（Defeat Depression）」キャンペーンといった、大規模なうつ病啓発キャンペーンが行われた。そこでは「多くのうつ病患者が見落とされている」といった教育論的な切り口と、「うつ病の放置が経済の悪化を招く」という経済論的な切り口で啓発活動が行われた。製薬会社の援助もあり小冊子やポスターが広く配布され、精神科専門医のみならず一般人にもうつ病に対する認識が高まった。この頃はベンゾジアゼピンのリスクが強調されていた時代でもあり、また、不安障害の背景にはうつ病があるという考え方が浸透してきており、これらのキャンペーンの効果も相俟って、抗不安薬よりも抗うつ薬のほうが科学的にも合理的な治療薬であるという見解が高まり、人々の関心は抗うつ薬に集中していった。

2　SSRIの登場

このような背景の中、ＴＣＡに次ぐ抗うつ薬が次々と開発されていった。多くはＴＣＡの副作用の軽減を主とした新規抗うつ薬の開発に力が注がれていた。ほとんどのＴＣＡがノルアドレナリンの再取り込み阻害作用を優位に有することから、当時はシルドクラウトが１９６５年に提唱した「抗うつ薬はノルアドレナリン再取り込み阻害作用をもって抗うつ作用を発揮する」というカテコールアミン仮説が有力視されていた。一方、以前よりＴＣＡ間においてもその作用に差異があることを指摘していたキールホルツは、他のＴＣＡとは異なるクロミプラミンの気分や感情に対する作用は、カテコールアミン仮説では説明がつかないものであると考えていた。

カールソンは、このキールホルツの見解はクロミプラミンのセロトニン再取り込み阻害作用に特徴づけられるものではないかと考え、セロトニン再取り込み阻害作用のみを有する薬剤の開発に取りかかった。そして最初のＳＳＲＩであるジメリジンが１９７１年に特許申請され、臨床試験を経て１９８２年に欧州で上市された。しかし上市されて間もなく、ジメリジンがギランバレー症候群を誘発するという重篤なリスクが報告され、ジメリジンは市場から撤退した。その他にもいくつかのＳＳＲＩが開発されたが、様々な副作用の発現で開発や上市が断念された。このような状況の中、１９８３年にスイスで上市されたフルボキサミンが市場に残り、今日上市されているＳＳＲＩの中では最初のＳＳＲＩとなった。その後１９８８年にフルオキセチンが米国で上市され、１９９０年には英国でセルトラリンが、１９９１年には英国でパロキセチンが上市された。「ＳＳＲＩ」という言葉は、当時パロキセチンを販売していた製薬会社により、同種の他剤との差別化を図りパロキセチンを特徴づける語として作り出されたが、その言葉の浸透力は強力で、「ＳＳＲＩ」はこれらの薬剤全体を指す用語に変化していった。このＳＳＲＩの登場が、それまでの精神科医の常識であったうつ病のノルアドレナリンを中心としたカテコールアミン仮説からセロトニンを中心とするモノアミン仮説への移行に拍車をかけた。

次々とＳＳＲＩが上市される中、１９９３年のクレイマーの著書である『Listening to Prozac（邦題：驚異の脳内薬品）』(6)が製薬会社の関与無しに爆発的な売り上げを記録し、人々のＳＳＲＩに対する誤解を招き、「抗うつ薬を服用すること」の閾値を下げ、ＳＳＲＩの需要が急増した。こうして１９９０年代はＳＳＲＩの時代となっていった。

3　SSRIの適応拡大

１９５８年に合成されたクロミプラミンは、抗うつ薬としては珍しく注射用製剤も有しており、１９６０年代以降欧州を中心に広く用いられていたが、長年の間、米英には上市されていなかった。１９６０年代のフランスとスペインでクロミプラミンが強迫性障害（ＯＣＤ）や重症の不安障害に有効であるという報告がなされ、不安障害への有効性が期待され、ＯＣＤや恐怖症の患者を対象とした臨床試験が行われた。種々の臨床試験においてＯＣＤに対するクロミプラミンの有効性が示され、１９７５年には英国において「うつ病および随伴する恐怖症と強迫性障害」の適応症を、

１９９０年には米国においてＯＣＤの適応症を取得した。１９８０年代まではＯＣＤはあまり知られておらず、まれな疾患と考えられていたが、時期を同じくしてラポポートの１９８９年の著書『The Boy Who Couldn't Stop Washing』(11)が爆発的に売れたことで、ＯＣＤの存在は一般人にも知れわたり、ＯＣＤの市場は一気に拡大した。

イミプラミンのＯＣＤ患者を対象とした臨床試験の一つに、セロトニン再取り込み阻害作用を有さないイミプラミンの代謝産物であるデシプラミンを対照としたＲＣＴが行われており、この試験によりクロミプラミンの有するセロトニン再取り込み阻害作用とＯＣＤの関係性が示唆された。このクロミプラミンのＯＣＤへの適応症取得は、セロトニン再取り込み阻害作用を選択的に有するＳＳＲＩの適応症拡大に拍車をかけた。抗うつ薬として米国では認可されていなかったフルボキサミンはＯＣＤの適応症で米国市場への参入を果たした。パロキセチンはパニック障害（ＰＤ）や全般性不安障害（ＧＡＤ）などへの適応拡大を行い、他のＳＳＲＩもこの動向に追従し、今日ではすべてのＳＳＲＩがうつ病以外に何らかの不安障害の適応症を取得している。

また、１９９０年代から、精神科領域におけるガイドラインやアルゴリズムの作成が盛んに行われるようになった。これらは有効性や安全性を多くのエビデンスをもとに評価した上で作成され、うつ病や種々の不安障害の第一選択薬としてＳＳＲＩを選択することが推奨されていった。こうしてＳＳＲＩは、うつ病および不安障害の市場において拡大していった。

今日では、種々の不安障害に対するＳＳＲＩの有効性が確認されており、このことからもＳＳＲＩの効果の本質は、意欲や気分の改善を中心とした抗うつ薬というよりは、感情麻酔薬とでも呼べるような抗強迫、抗恐怖、抗神経質作用にあると考えられている。それが今日の時代背景と相俟って、不安を伴う軽症のうつ病の時代へと移行した大きな要因ではないかと考えられる。

Ⅳ　今日のうつ病診療を考える

１　診断の標準化の問題

20世紀後半には精神医療の第四の革命ともいわれる操作的診断法が登場し、これまでの診断体系に大きな変革をもたらした。１９５２年に米国精神医学会が作成したＤＳＭ（精神障害の診断と分類の手引き）‐Ｉは、「精神障害は個々の性格を基盤とした反応である」という考え方に基づいており、１９６８年の改訂版、ＤＳＭ‐Ⅱはさらに精神分析的な色合いを帯びたものであった。実際にはＤＳＭ‐ＩおよびⅡは精神科臨床においてほとんど受け入れられなかった。

１９６０年代後半の反精神医学運動の煽りも受けて、精神医学診断の標準化の必要性が叫ばれる中、信頼性のある臨床診断を得るためには操作的診断基準の作成が不可欠であるという考え方が米国を中心に生じてきた。１９６０年代後半にうつ病の精神生物学的研究における操作診断を標準化した研究用診断基準を作成したスピッツァーを委員長とし、新クレペリン派と呼ばれるグループの面々を中心にDSM-Ⅲ作成の専門委員会が編成された。1970年代には「反応性（神経症性）うつ病」批判の声が高まり、「反応性（神経症性）うつ病」の概念には臨床的な実態が見出せないとする実証的研究が、後にソフト双極スペクトラムの概念を作案し、気分障害の一元論化への帰還を提唱している新クレペリン派のアキスカルらを中心に盛んに行われた。これらの研究結果も加味され、新クレペリン派が前提とする「精神障害の中核症状は脳の機能異常に起因する」という概念を基準に、神経症の分類廃止が提案された。最終的にDSM-Ⅲは、病因論に基づく分類は排除され、症候論に基づき操作的にカテゴリー分類ができる操作的診断基準として1980年に採決された。DSMはさらに改訂を重ね、DSM-Ⅲでは265であった診断カテゴリーが1987年のDSM-Ⅲ-Rでは292、1994年のDSM-Ⅳでは DSM-Ⅰの3倍を上回る322と増加していった[13]。

このDSM-Ⅲ以降に見られる操作的診断法の狙いは、それまでの精神科専門医のみが研鑽を積んではじめて成し得る仮想の病因論に基づいた診断から、精神医学に科学性をもたらすべく科学主義に基づいた統一された診断への変換にあった。しかしその本意は浸透せず、簡便さのみが先行し、精神医学診断の浅薄化と大衆化を招いた[10]。つまりマニュアル化されたチェックシート的な使用が横行し、このDSMの誤った使用法がうつ病の過剰診断や過剰治療を招いた一因と考えられる。

2　うつ病像の変化の問題

このようにうつ病診断およびＳＳＲＩ治療の標準化が進む中、１９９０年代の欧米ではうつ病の深刻な影響に関する集中的な啓発活動が開始された。それは自殺予防のための早期発見、早期治療を主眼とするものであり、「うつ病患者の大多数は治療を受けていない」といった患者への啓発と、「治療を受けていても十分な治療がなされていない」といった医師への啓発が中心であった。わが国でも「うつ病は心の風邪」というキャッチフレーズでマスコミでも活発な啓発活動が行われた。このマスコミを通じた啓発活動の効果は絶大で、田島が大学生２６６人を対象に行ったアンケート調査（２００７、未発表データ）でも、うつ病では受診が必要であると認識している群の約６割がテレビコマーシャルを視聴しており、逆に受診を必要としないと考える群の約７割がテレビコマーシャルを視聴していないという結果が得られている。

さらには、いわゆるストレス社会と呼ばれる社会構造の急激な変化がうつ病自体の増加を招き、現代的な消耗抑うつ（Ershöpfungs depression）の急増を招いた。また、様々な社会的要因の関与によると思われる自己愛型人間の増加から、「ディスチミア親和型うつ病」や「自己愛傷つき反応（dysphroric reaction）型うつ病」といった新たなうつ病のサブタイプも提唱されるようになった。田島が行った精神科診療所を対象としたアンケート調査（２００５、未発表データ）でも、最近の受診患者のうつ病像の特徴として、診断基準を満たさない軽症うつ状態が23・１％、不安症状が前景となっているうつ状態が21・0％であった。一方、いわゆる典型的な大うつ病は6・9％、古典的な概念での内因性の病状を呈する患者は3・3％にすぎないという結果が得られている。

世界的なうつ病診療のあおりと、患者側の受療希望の強まりから、軽症例でのうつ病診断件数や薬物治療導入件数の増加、すなわちサブクリニカルな症状への投薬が誘われたことも否めない。また重症のうつ病に対する効果がTCAに劣るSSRIの登場は、軽症うつ病、不安を伴ううつ病の疾患啓発と受診の促進に拍車をかけた。このような状況に操作的診断基準の誤使用に基づいた疾患概念の拡大が合致し、それが治療薬の売り上げの増加を招く。こういった現象は近年、「病気を売る、病気作り」（ディジーズ・モンガリング disease mongering）ないし、「病気の売り込み」（selling sickness）と呼ばれ、批判されている。[9]

3　抗うつ薬の有用性の問題

うつ病の早期発見、早期治療、さらには自殺予防という観点が重視され、うつ病診断の拡大も手伝って、軽症うつ病への薬物治療の導入件数が急増した。今でも、こういった治療行為は正当であると信じる臨床医が多いものと思われる。しかし近年、軽症うつ病に対する抗うつ薬の有用性に疑問符を投げかけるデータが次々と報告され、集積されてきている。

2003年にスウェーデンのメランダーら[8]は、スウェーデン政府に申請されたSSRIの臨床試験データに未公表のデータを加えて再解析すると、SSRIの効果は公表されたものよりもかなり劣ることを指摘した。米国でもターナーら[14]が米国食品医薬局（FDA）に申請されたデータの再解析を行い、同様の結果を示している。さらにカーシュら[5]は、SSRIを含む4種類の新規抗うつ薬の未公表データを含めたFDAへの申請データを、投薬前のうつ病の重症度で分類して、抗うつ薬の有用性の再評価を行っている。その結果、HAM-Dで27点以上の重症例においては実薬群の有効性が有意差をもって認められたが、軽症例では実薬群とプラセボ群とで有効性に大差がないことが示された。また、バルブイら[2]は、パロキセチンの臨床試験データをもとに治療脱落率を指標としたメタ解析を行っている。有効で副作用などのリスクが少なければ脱落率は低くなり、逆に効果不十分な場合、あるいは効果よりも副作用などのリスクが優った場合は脱落率が高くなることから、脱落率は効果と忍容性[注]の総合的な指標となるものと考えられている。このメタ解析では、うつ病の評価尺度で見る有効率は高いものの、脱落率はプラセボに比較して有意に高いことが示された。

これらの研究結果は、軽症のうつ病に対するSSRIの有効性は証明されておらず、またSSRIが有する賦活症候群（activation syndrome）や自殺関連行動（suicidality）のリスク、中断（離脱）症候群や性機能障害などのリスクを考慮すると、軽症例に対してはリスクとベネ

注　**忍容性**　薬物によって生じることが明らかな有害な作用（副作用）に対して、服用する人がどれだけ耐え得るかの程度を示したもの。

フィットのバランスは好ましくないことを示している。

V　おわりに

50余年にわたる抗うつ薬の歴史をこうして振り返ってみると、うつ病臨床は１９８０年代に大きな転機を迎えており、前半の「抗うつ薬創製の時代」と、後半の「抗うつ薬とうつ病マーケティング隆盛の時代」に大きく二分できるものと思われる。「抗うつ薬創製の時代」は、新薬の薬理学的特性の解明がうつ病の解釈の裏付けとして作用していた。つまり創薬はうつ病の新たな病態仮説を作り、うつ病の解明に向けて病態生理の模索が行われてきた。一方、「抗うつ薬とうつ病マーケティング隆盛の時代」は、世界的な啓発活動の過熱と現代型と呼ばれる軽症うつ病の急増、そしてＤＳＭの操作的診断法の簡便さのみが先行したいわゆる「チェックシート」的な誤った使われ方の蔓延や、ガイドラインやアルゴリズムの普及に伴うＳＳＲＩ処方の推奨、さらにはＳＳＲＩのオールマイティーにファーストチョイスであるというエビデンスに基づいた気楽さが相俟って、「病気を売る、病気作り」と批判されるうつ病治療患者数の増加とＳＳＲＩ売り上げの増大が誘われた。

終盤で紹介した軽症うつ病に対する抗うつ薬の有用性を否定する最近の知見は、抗うつ薬の真の適応症は何であるか、その再確認の必要性を問うている。イミプラミンが抗うつ薬であることを最初に発見したクーンは１９５８年の論文[7]の中で、「うつ状態の治療で最も重要な問題は、この薬剤の正しい適応を見出すことである。治療の成功はすべて、正しい適応が選択されることにかかっている。イミプラミンの主たる適応は疑いもなく単純な内因性うつ病である」と述べており、このような時代の到来を予測したかのごとく１９５０年代から警鐘を鳴らしていた。ＳＳＲＩをはじめ、抗うつ薬がうつ病の治療に有益な薬剤であることに疑いの余地はなく、実際に多くの患者がその恩恵を被ってうつ病を克服している事実もある。その抗うつ薬の有効性を最大限発揮させるためには、われわれ臨床医は抗うつ薬の歴史に示された教訓をしっかりと受け止め、追い風に流されることなく「エビデンス」を見極めていく必要があるのではないだろうか。

文献

(1) Ayd, F. J.: Recognizing the Depressed Patient. Grune and Stratton, New York, 1961.

(2) Barbui, C., Furukawa, T. A. and Cipriani, A.: Effectiveness of paroxetine in the treatment of acute major depression in adults: a systematic re-examination of published and unpublished data from randomized trials. CMAJ, 178: 296–305, 2008.

(3) ヒーリー・D（林建郎、田島治 訳）『抗うつ薬の時代―うつ病治療薬の光と影』星和書店、東京、２００４

(4) ヒーリー・D（田島治監修、谷垣暁美 訳）『抗うつ薬の功罪—ＳＳＲＩ論争と訴訟』みすず書房、東京、２００５

(5) Kirsch, I., Deacon, B. J., Huedo-Medina, T. B. et al.: Initial severity and antidepressant benefits: a meta-analysis of data submitted to the food and drug administration. PLoS. Med., 5: 260–268, 2008.

(6) Kramer, P.: Listening to Prozac. Viking Press, New York, 1993.

(7) Kuhn, R.: The treatment of depressive states with G22355（imipramine hydrochloride）. Am. J. Psychiatry, 115: 459–464, 1958.

(8) Melander, H., Ahlqvist-Rastad, J., Meijer, G. et al.: Evidence based medicine-selective reporting from studies sponsored by pharmaceutical industry: review of studies in new drug applications. BMJ, 326: 1–5, 2003.

(9) Moynihan, R ., Heath, I., Henry, D. et al.: Selling sickness: the pharmaceutical industry and disease mongering. BMJ, 324: 886–891, 2002.

(10) 野村総一郎『うつ病の真実』日本評論社、東京、２００８

(11) Rapoport, J. L.: The Boy Who Couldn't Stop Washing. E. P. Dutton, New York, 1989.

(12) Shepherd, M., Cooper, B., Brown, A. C. et al.: Psychiatric Illness in General Practice. Oxford University Press, London, 1966.

(13) 高橋三郎、染矢俊幸「ＤＳＭ–Ⅲ、ＤＳＭ–Ⅲ–ＲそしてＤＳＭ–Ⅳ」『臨床精神医学』25、２６９–２７３ページ、１９９６

(14) Turner, E. H., Matthews, A. M., Linardatos, E. et al.: Selective publication of antidepressant trials and its influence on apparent efficacy. N. Engl. J. Med., 358: 252–260, 2008.

うつ病の薬物療法と抗うつ薬アディクション

I　はじめに

厚生労働省による全国患者実態調査の結果、２００９年度には気分障害の診断で治療を受けている患者の推計は１０４万人となり、うつ病百万人時代が到来した。とはいえ、１９９９年から２００５年の６年間においては年間８万人ずつ増加して92万人となり倍増したのに比べれば、３年間で12万人すなわち年間４万人と、増加が半減している。その背景には不況の影響ばかりでなく、現在の精神科医療に対する信頼性の低下も関与しているのではないだろうか。若年のうつ病患者に対する自殺行動のリスクの増大や、長期投与に伴う衝動性や攻撃性、暴力などの警告が出され、現在のうつ病治療において中心的な役割を果たしている新規抗うつ薬の安全性が問題となっている。マーケティング中心の医療の行き過ぎにより、出版バイアスやゴーストライティングが明らかとなり、ＥＢＭの基礎となっているランダム化比較対照試験の信頼性が揺らいでいる。

多様なうつ病患者が治療を求めて訪れる今日、認知行動療法を代表とする様々な心理的治療アプローチが脚光を浴びる一方で、臨床の現場では薬物療法一辺倒の治療アプローチによる多剤大量投与や医原性ともいえる遷延うつ病が増加している。うつ病の長期予後について悲観的な研究報告が多くなり、治療ゴールの見えない無期限の薬物投与が広がって新たな問題を生じているが、うつ病は異種な症候群であり、地域におけるうつ病の予後研究からはうつ病患者の過半数以上が1年以内に回復することが示されている。

一方、遷延するうつ病患者の中には、医原性遷延うつ病といわざるを得ない症例がかなり見られる。こうした患者の中には、医師から処方された薬物による治療的依存、処方薬依存と見なさざるを得ないケースも混じっている。ここでは抗うつ薬の処方という治療行為に伴って起こる賦活症候群（activation syndrome）や離脱症候群（withdrawal syndrome）、アパシー症候群（apathy syrdrome）などの医原性の問題について検討してみたい。

Ⅱ　うつ病治療の現状と長期化する薬物療法の問題

1　長期化する薬物療法

従来薬物療法により寛解後の継続投与期間としては4～9カ月間程度が推奨されていたが、最近の英国のうつ病の治療指針では1年間と長くなっている。多様なうつ病患者が受診する今日、なか

表1　うつ病治療の現状

○なかなか治らない患者が急増
○患者側要因：うつ病の多様性にその原因を
　・いわゆる“新型うつ”
　・双極性障害概念の広がり：ソフト双極性、双極スペクトラム
○治療者側要因：治療介入による長期化、遷延化
　・疾患概念の変化：うつ病は元来慢性再発性
　　－長期化する継続治療期間
　・治療ゴールなき治療の増加
　　－病人としての役割
　　－薬物療法離脱困難例の増加
　・不安定化
　　－双極スペクトラム化
　　－うつ病に対する多剤大量投与の問題

なか寛解に至らずに数年以上薬物療法を継続している症例が稀ではなくなってきている。こうした患者の中には双極Ⅱ型障害や双極スペクトラム障害に診断が変更され、暗黙のうちに生涯にわたる薬物投与が必要とされているケースも急増している。これらの患者の中には長期化する治療介入や薬物投与自体が回復を阻害している可能性もある（表1）。

最近の英国の研究でも新規にうつ病と診断される患者が減少する一方で、抗うつ薬の処方が増加傾向を維持していることから、抗うつ薬の長期服用者が増加していることが指摘されている。[7] こうした抗うつ薬の長期投与が患者のＱＯＬや疾患の経過に及ぼす影響は明らかではない。

2　一般人口でのうつ病の長期予後

多様なうつ病患者が受診するようになり、むしろうつ病の予後については悲観的な見方が大きく

なってきている。果たしてそうであろうか。ここではオランダの研究結果から考えてみたい[10]。これはオランダ全土で7千人以上を対象にして行われた大規模なプロスペクティブな研究である。この結果を見ると、一般人口の大うつ病の回復までの期間の中央値は3カ月であった。すなわち50％は3カ月以内に回復し、76％は12カ月以内に回復していた。2年を超えても回復しない患者は20％であった。遷延するケースの予測因子としては、重症度と前回エピソードの持続、反復エピソード、サポートの欠如、慢性身体疾患などが挙げられている。ごく最近の米国の研究でも同様の結果が示されている。こうした研究結果からも、うつ病が多様な症候群であることが示唆される。

ごく最近発表された米国の研究でも同様の結果が報告されている[2]。これは有名な疫学キャッチメントエリア研究（ＥＣＡ）の一環として実施されたものである。一般人口におけるコホートを23年間追跡したもので、３４８１人の成人住民のうち92人が経過観察中に初回の大うつ病を発症した。少なくとも13年間の追跡調査でうつ病発症のない１７３９人を対照群とした。その結果女性はうつ病の発症のリスクが高いばかりでなく、エピソードの持続が長く、再発のリスクも高い傾向が示唆されたが、うつ病の回復には性差が認められなかった。うつ病エピソードの中央値は12週間とオランダの研究と同様の結果であった。経過中に初回のうつ病エピソードを発症した92人中の15％は23年間の追跡期間中エピソードのない年がなく、これもオランダの研究と同様の結果であった。初回エピソードの人の50％は回復し、その後全く再発が認められなかった。再発率は35％と、精神科専門医を受診する症例に比べて比較的予後は良好であり、うつ病の長期予後に関する悲観的な見方を修正する必要があるとともに、薬物療法の期間に関しても不必要に長くならないようにする努力が望まれる。

Ⅲ　ＳＳＲＩに依存性はあるのか

抗不安薬や睡眠薬などの依存性を有する薬物とは異なって、従来依存性がないと考えられている選択的セロトニン再取り込み阻害薬（selective serotonin reuptake inhibitor：SSRI）などの新規抗うつ薬への依存の可能性が論議の的となっている。精神薬理学の専門家や指導的な立場の専門医による依存性の否定にもかかわらず、いわゆるユーザー側のサイトにはパロキセチンを代表とするＳＳＲＩの離脱の困難さや、ある種のアディクションの可能性を指摘する情報があふれていることに問題の深刻さがうかがわれる。

1　最近話題の処方薬依存

米国の国立薬物乱用研究所は２００５年の研究報告の中で、処方薬乱用およびアディクションについて特集している[8]。処方薬乱用の定義は確立していないが、医学目的以外すなわち病気の治療目的以外に処方された中枢作用薬を不適切に患者が用いることをいう。主に乱用される薬物としてはオピオイド系の鎮痛薬や、中枢抑制作用を有する抗不安薬や睡眠薬、中枢刺激薬などが挙げられており、抗うつ薬は含まれていない。その一方で、カディソンは大学における中枢刺激薬と抗うつ薬の使用という展望記事の中で、米国の大学生におけるこれらの薬物の不適切な使用の広がりを警告している[(6)]。米国ではカウンセリングや相談に訪れる学生の25〜50％が抗うつ薬を服用していると推定されている。軽い抑うつや不安、対人不安、こだわりに気楽にＳＳＲＩが処方されるようになっているが、精神面や行動面の副作用が最も現れやすい年代である。医師の処方目的以外の性格改造薬として服用しているケースも多い。

一旦アディクションになると、薬物の服用により不安から開放され気分も自信に満ち、好戦的なものへと変化する。これにより薬物に依存した自信が生じる一方で、視覚や聴覚などの感受性が亢進したり、睡眠と活動のリズムが変化する。服用を中止しようとすると非常に苦痛な症状が出現するため中止が困難となる。

2　処方薬依存と抗うつ薬

一般的にＳＳＲＩを含む抗うつ薬には依存性がないと考えられている。例えば欧州医薬品審査庁は２０００年に公表されたポジションペーパーで、ＳＳＲＩのアディクションと依存および離脱に関する見解を述べている[3]。ここでは前臨床のデータを検討し、ＳＳＲＩが依存を起こすという科学的根拠はないと結論づけている。まずＤＳＭ-Ⅳの物質依存の定義にＳＳＲＩは当てはまらず、ＳＳＲＩの離脱症候群はユニークであり、他の依存性物質の離脱症候群と混同すべきではないと主張している。さらにＳＳＲＩは動物実験の結果をみても、多幸感を起こして依存を引き起こす報酬惹起物質ではないとしている。しかしアシュトンらは、ＳＳＲＩ自体の依存性は非常に低いものの、ＭＤＭＡなどの非合法の薬物の乱用者ではＳＳＲＩも同時に乱用されるリスクが高いことから、今後注意が必要なことを指摘している[1]。

これに対して、ＳＳＲＩを代表とする新規抗うつ薬のリスクを追求しているヒーリーは、身体依存タイプという概念で従来依存性がないとされている抗精神病薬や抗うつ薬への依存の問題を提起している[5]。彼の考えでは、アディクションや依存性に対する現在の考え方とはまったく相容れないが、治療薬への依存と薬物によるストレス症候群という概念を提唱している。薬が脳にストレッサーとして作用し、この種のストレスに脆弱な人の場合、脳の何らかの系に不調が起きて、治療が中断されても元の状態には戻らないというものである。このストレス症候群は治療が中断された時点だけではなく、治療の過程でも生じる。

治療薬への依存すなわちストレス症候群という概念では、従来のアディクションや依存性の考え方とは異なり、治療薬への依存の形成には必ずしも耐性の形成を必要としないことや、該当する薬物は多幸感や渇望をもたらす必要はないこと、服用者のパーソナリティにはあまり関係がないことになる。治療薬への依存の存在は、その薬剤からの離脱時に最もはっきりする。

これに対してSSRIによる中断症候群（discontinuation syndrome）の診断基準を提唱している英国のハダッドは、SSRIアディクションは単なる神話にすぎないと反論している。(4) SSRI、特にパロキセチンや、セロトニン・ノルアドレナリン再取り込み阻害薬（SNRI）であるベンラファキシンは服薬の中断や急激な減量により6割近い患者で顕著な中断症候群が生じることが知られている。ハダッドはSSRIを服用しても多幸感や渇望は生じず、違法に売買されることもない、SSRIは有益な薬物であり、離脱症候群が起こっても一時的なものであり漸減により予防可能と述べ、SSRIアディクションというユーザーからの声を真っ向から否定している。いずれにしても、長期服用者の急増と、これらの薬物の離脱の困難さからは、ヒーリーの指摘する治療薬への依存という考え方のほうが臨床的には有用であり、ウェブ上にあふれるユーザーの疑問にも答えるものである。

このように、一般的には抗うつ薬、特にSSRIへの依存に関しては否定的な見解が主流となっているが、ヒーリーは前述のごとく、これを新たなタイプの依存と考えるべきとしている。こうした依存はどのSSRIでも起きるおそれがあるが、最もリスクが高いのがパロキセチンであり、次がベンラファキシンである。SSRIの離脱症状は服用者の半数近くの人に生じていると推定される。さらにSSRIに関しては服用中に効果が低下する、いわゆるプープアウトと呼ばれる現象が起こることが示されている。彼はストレス症候群すなわち治療薬への依存を認めることで、現在のアディクションに対する考え方を変える必要性を指摘している。すなわち治療薬への依存の形成には必ずしも耐性の形成を必要としないこと、該当する薬物は多幸感や渇望をもたらす必要はないこと、服用者のパーソナリティにはあまり関係がないことを指摘している。

Ⅳ　急増する遷延うつ病と治療介入の影響

うつ病患者が急増した背景には、なかなか治らない患者が増加したことが関与している。なかなか治らないことに関しては、患者の側の要因として、うつ病の多様性にその原因を求める考えが主流となっている。その一つがディスチミア親和型うつを代表とする新型うつ病という考え方である。一方欧米で主流となっていてわが国でも急速に浸透してきているのが、いわゆるソフト双極性障害や双極スペクトラム障害という双極性障害概念の拡大である。これに対して、筆者は、治らないうつ病患者急増の背景にはこうした患者側の要因よりも治療介入による長期化や遷延化といった治療者側の要因の影響のほうが大きいのではないかと考えている。それには、うつ病は元来慢性再発性の疾患であるという疾患概念の変化に伴う継続治療期間の増加と、治療ゴールなき治療の増加により薬物療法離脱困難例が増え、病人としての役割が長期化することが関与するとともに、抗うつ薬を中心とした向精神薬の多剤投与による不安定化、双極スペクトラム化が関与していると考えている。

1　双極性障害概念の拡大と抗うつ薬

従来、双極性障害と単極性うつ病では抗うつ薬に対する反応性が異なることが指摘されている。例えば、短期のノンレスポンスは双極性障害では約50％であるのに対して単極性うつ病では約30％であることや、ムードスタビライザーを併用している双極性患者では躁転が少ないこと、サイクルの加速は双極性障害の患者でのみ起こり、新たなラピッドサイクリングの出現は約30％の患者で起こること、抗うつ薬の効果が後からなくなって、耐性が起こる率は双極性では3倍以上であること、サイクルの加速やラピッドサイクリング、効果の消失はムードスタビライザーの併用では防げないこと、新規抗うつ薬のほうが三環系抗うつ薬よりもこうしたリスクが少ないとはいいきれないことが指摘されている。特に重要なのは、賦活症候群や自殺関連行動（suicidality）の出現も双極スペクトラムの反映という見方が強くなっていることである。

しかし、双極性障害の概念の拡大の落とし穴とでもいうべき問題がある（表2）。それは反復して治らないことが治療よりも患者側要因にされがちなことで、そういう目で見ればどの患者にも多

表2　双極性障害概念拡大の落とし穴

○反復して治らないことが治療よりも患者側要因に
　－心理社会的な要因よりも生物学的な素因の関与が重要視される
　－むしろ反復することが当たり前に
○無批判にムードスタビライザー“候補”の無期限投与につながりやすい
　－ムードスタビライザーという用語のマジック
○双極Ⅱ型のエビデンス、長期投与のエビデンスは皆無に等しい、ましてや双極スペクトラムは皆無
　－そういう目で見ればどの患者にも多少の双極性はある
○それはむしろ当然のこと

少の双極性はある。心理社会的な要因よりも生物学的な素因の関与が重要視されがちなこと、むしろ反復することが当たり前にとらえられてしまうこと、無批判に定義が曖昧なムードスタビライザー〝候補〟の無期限投与につながりやすいこと、特に臨床の場面で多い双極Ⅱ型障害に対する薬物療法のエビデンス、特に長期投与のエビデンスは皆無に等しいのに無期限の投薬につながりやすいこと、ましてや双極スペクトラムに対する薬物療法のエビデンスは皆無に等しいこと、などが臨床医の間で十分理解されていない点である。

2　SSRIによる賦活症候群と薬物誘発性のパーソナリティ障害、行動障害

ＳＳＲＩによる自殺関連行動のリスクの増大や攻撃性や衝動性の背景にあるいわゆる賦活症候群に関しても、見方が大きく分かれている。精神薬理学の専門家や気分障害を専門とする臨床医の間

には依然として、賦活症候群が起こるのは双極性を有する患者であって、薬は単なる引き金にすぎず、賦活症候群自体は広い意味での双極スペクトラム障害の症状であるという見方である。はたしてそうであろうか。

最近米国で行われた小児と思春期の不安障害に対するフルボキサミンの臨床試験の結果からは、これとは相反する事実が見えてくる。[9]これは大規模な小児思春期の不安障害の臨床試験の一部で、プロスペクティブにＳＳＲＩと賦活関連の随伴症状の出現との関連を検討したものである。6～17歳（平均10歳）の男24、女21の不安障害患者45例を対象に、22例にフルボキサミン、23例にプラセボが二重盲検で８週間投与された。フルボキサミンは25㎎から開始され２５０～３００㎎まで漸増された。多動、賦活、脱抑制などの随伴関連の副作用が毎週チェックされた。

その結果、賦活関連の副作用がフルボキサミン投与群では22例中10例すなわち45％に出現したのに対し、プラセボ群では23例中１例、４％のみであった。賦活関連の副作用の多くは４週以内に出現していた。これが薬物の作用であることを裏付ける所見として、賦活関連の症状が出現した患者の８週目におけるフルボキサミンの平均血中濃度は、出現しなかった群よりも有意に高値であった。さらにこうした賦活関連の副作用の出現は患者の年齢や家族における双極性障害や不安障害の有無とは関連が認められなかった。この結果から、ＳＳＲＩの副作用として小児思春期では賦活関連の副作用の頻度が高く最初の８週以内に血中濃度が高いほど出やすいことから、早期発見のためには注意深いモニタリングが投与初期だけでなく増量時にも必要であることが指摘されている。

3　SSRI誘発性アパシー症候群

抗うつ薬、特にSSRIの長期投与で起こるもう一つの問題として、SSRI誘発性アパシー症候群（SSRI-induced apathy syndrome）がある。これは小児や高齢者で出現しやすく、SSRI誘発性無動機症候群（SSRI-induced amotivational syndrome）、SSRI誘発性前頭葉症候群（SSRI-induced frontal lobe syndrome）などという名称で症例報告がなされている。これは成人でも起こり、遷延うつ病や慢性うつ病の一部に認められるが、ほとんど見逃されている。遅発性の発症で用量依存性があり可逆性である。症状は意欲の欠如や無関心、不注意などのアパシー症状が中心であるが、小児の場合では脱抑制を伴う。

最近のウォンパカランらの研究でも、SSRIの投与で改善した高齢のうつ病患者では有意にアパシー得点が高いことが報告されており[11]、アパシーは単なる副作用というよりもSSRIの本質的な作用ともいえる。症状は可逆性であり、減量中止により改善する。うつ病の遷延と思われていた意欲や興味関心の欠如が、SSRIの投与中止により完全に回復する例もある。

筆者はSSRI誘発性アパシー症候群の治療私案をまとめているので紹介する（表3）。対象はSSRIを中心とした抗うつ薬の長期投与にもかかわらず、意欲や興味関心の欠如が回復しない慢

表3　SSRI誘発性アパシー症候群治療私案

○減量中止の基準
- 病前の社会適応良好
- 発症に明らかなネガティブライフイベント
- アパシーが主症状（「ジャマイカ」から「どうでもいい」に）
- うつが治らないことだけが悩み
- 家族のサポートが良好

○半年から1年かけて慎重に減量中止
- 慎重なアセスメント
- 本人、家族への説明と理解
- 慎重な減量（それでも離脱症状はかなり出る）
- きめの細かいサポート
- 回復徴候の確認（アパシー改善の初期徴候）

性のうつ病患者である。ＳＳＲＩを減量中止する基準としては、(1)病前の社会適応が良好なこと、(2)発症に明らかなネガティブライフイベントが存在すること、(3)アパシーが主症状なこと、(4)うつが治らないことだけが悩みであること、(5)家族のサポートが良好なこと、が挙げられる。治療としては、半年から1年かけて慎重に減量中止することである。具体的には、(1)慎重なアセスメントと、(2)本人、家族への説明と理解を求めること、(3)慎重な減量（それでも離脱症状はかなり出る）、(4)きめの細かいサポート、(5)回復徴候の確認である。アパシー改善の初期徴候としては、意欲や行動面の改善よりも興味関心の回復が重要である。長年自宅にこもりがちであった患者が、国内旅行や場合によっては海外旅行に行きたいなどという気持ちが自然に起こってくる。実際日常生活面では大きな変化が認められないのに、旅行に出かける例も稀ではない。

V　おわりに

治療行為が引き起こすある種のアディクションの可能性と、それによって生じる問題を指摘した。新規抗うつ薬の処方が急増する一方で、自殺者は減らず、なかなか治らない患者が増えている。抗うつ薬服用中の患者における従来見られなかったタイプの衝動的かつ暴力的な自殺行動や犯罪との関連も注目されるようになり、薬物療法主体の現在の精神医学や精神医療に対する反動、すなわち反精神医学的な運動も再び高まっている。疾患概念やエビデンスまでもがある意味で操作的に作られかねない現代医療に潜む問題点と、患者の人生に大きな影響を与える治療行為について再考すべき時期となっている。治療行為はそれが心理社会的なものであれ、薬物療法であれ、患者にとっては侵襲を加えるものであることを臨床医は再確認すべきであろう。まさに治療のパラダイムシフトが望まれる。

ピネルは精神障害者を鎖から解放して、モラルトリートメントを推進し、近代の人道的な精神医療の基礎を築いたが、その一方で医学的治療という新たな鎖に繋いだという批判もある。われわれは拡大したうつ病概念と、科学的根拠に基づいた医療というスローガンの下で、多くの患者を処方薬の鎖に意図せずつないでしまっている。5年10年と治らないうつ病患者の中には、抗うつ薬を中心とした薬物療法という鎖からの解放こそが必要なケースが少なくない。今やうつ病診療はクリティカルな状況に差し掛かっている。

文献

(1) Ashton, C. H. and Young, A. H.: SSRIs, drug withdrawal and abuse: problem or treatment. Selective Serotonin Reuptake Inhibitors（SSRIs）: Past, Present and Future, Chapter 5, 1999.（http://www.benzo.org.uk/ssri.htm）

(2) Eaton, W. W., Shao, H., Nestadt, G. et al.: Population-based study of first onset and chronicity in major depressive disorder. Arch. Gen. Psychiatry, 65: 513–520, 2008.

(3) The European Agency for the Evaluation of Medicinal Products Evaluation of Medicines for Human Use: Background to the CPMP position paper on possible preclinical studies to investigate addiction and dependence / withdrawal related to the use of selective serotonin uptake inhibitors（SSRIs）, 2000.（http://www.ema.europa.eu/pdfs/human/press/pp/227800en.pdf）

(4) Haddad, P.: The SSRI discontinuation syndrome. J. Psychopharmacol., 12: 305–313, 1998.

(5) ヒーリー・D（田島治、江口重幸 監訳、冬樹純子 訳）『ヒーリー精神科治療薬ガイド第5版』みすず書房、東京、２００９

(6) Kadison, R.: Getting an Edge-use of stimulants and antidepressants in college. N. Engl. J. Med., 15:

1089–1091, 2005.

(7) Moore, M., Yuen, H. M., Dunn, N. et al.: Explaining the rise in antidepressant prescribing: a descriptive study using the general practice research database. Br. J. Med., 339: b3999–b4006, 2009.

(8) National Institute on Drug Abuse: Prescription Drugs Abuse and Addiction. Scientific Research Report Series. Office of National Drug Control Policy, Executive Office of The President, USA, 2005.

(9) Reinblatt, S. P., DosReis, S., Walkup, J. T. et al.: Activation adverse events induced by the selective serotonin reuptake inhibitor fluvoxamine in children and adolescents. J. Child Adolesc. Psychopharmacol., 19: 119–126, 2009.

(10) Spijker, J., De Graaf, R., Bijil, R. V. et al.: Duration of major depressive episodes in the general population: results from The Netherlands Mental Health Survey and Incidence Study (NEMESIS). Br. J. Psychiat., 181: 208–213, 2002.

(11) Wongpakaran, N., van Reekum, R., Wongpakaran, T. et al.: Selective serotonin reuptake inhibitor use associates with apathy among depressed elderly: a case-control study. Ann. Gen. Psychiatry, 6: 7, 2007.

初出一覧

○新規抗うつ薬の登場とうつ病診断の拡散
田島　治「新規抗うつ薬の登場とうつ病診断の拡散」『精神神経学雑誌』111巻、663-668ページ、2009

○抗うつ薬による賦活症候群と自殺関連事象
辻敬一郎、田島　治「抗うつ薬による賦活症候群（activation syndrome）と自殺関連事象」『精神科』10巻、2-9ページ、2007

○日本の抗うつ薬開発は遅れている――海外との比較
辻敬一郎、田島　治「日本の抗うつ薬開発は遅れている――海外との比較」『医学の歩み』219巻、937-942ページ、2006

○うつ病治療論――うつ病治療再考
田島　治「うつ病治療論――うつ病治療再考」『心と社会』140号、74-82ページ、2010

○新しい薬物療法
田島　治、辻敬一郎「新しい薬物療法」『内科』105号、269-274ページ、2010

○抗うつ薬による賦活症候群
辻敬一郎、田島　治「抗うつ薬によるactivation syndrome」『日経メディカル』467号、172-173ページ、2006

○ＳＳＲＩ時代における三環系抗うつ薬（ＴＣＡ）の位置付け

田島　治「ＳＳＲＩ時代におけるＴＣＡの位置付け」『臨床精神薬理』12巻、２４５７‐２４６３ページ、２００９

○双極性障害をどう診立てるか？
田島　治「双極性障害をどう診立てるか？」『臨床精神薬理』12巻、２２４４‐２２４８ページ、２００９

○レジリアンスの視点から見た抗うつ薬の作用とうつ病治療
田島　治「Resilience の視点からみた抗うつ薬の作用とうつ病治療」『臨床精神薬理』11巻、２２４５‐２２５４ページ、２００８

○抗うつ薬の光と影
田島　治「抗うつ薬の光と影」『臨床精神薬理』11巻、１８０３‐１８１１ページ、２００８

○新規抗うつ薬のリスクとベネフィットから見た適正使用
田島　治「新規抗うつ薬のリスクとベネフィットからみた適正使用」『臨床精神薬理』11巻、１２４１‐１２４９ページ、２００８

○抗うつ薬による攻撃性・暴力
辻敬一郎、田島　治「抗うつ薬による攻撃性・暴力」『臨床精神薬理』11巻、２４５‐２５１ページ、２００８

○抗うつ薬の臨床試験における対象患者の問題
辻敬一郎、田島　治「抗うつ薬の臨床試験における対象患者の問題」『精神科治療学』24巻、19‐26ページ、２００９

○抗うつ薬の開発とうつ病臨床の変化
辻敬一郎、田島 治「抗うつ薬の開発とうつ病臨床の変化」『精神科治療学』23巻、925-932ページ、2008
○うつ病の薬物療法と抗うつ薬アディクション
田島 治「うつ病の薬物療法と抗うつ薬アディクション」『精神科治療学』25巻、629-635ページ、2010

索引

◎人名索引

◎事項索引

【記号】

【A～Z】

【さ】

【ま】

【や】

あとがき

新規抗うつ薬の副作用の世界的な権威として知られる英国カーディフ大学のヒーリー教授との出会いにより、私の精神科医としての方向性は180度変わりました。十数年前に東京で開催された抗うつ薬の開発に関するシンポジウムで同席することとなりましたが、直前に入手した彼の著書に大きな衝撃を受け、著書にサインをしてもらったのが始まりです。そこには、現在の医学が科学の衣をまとったマーケティングに陥るリスクが示されており、まさに夜も眠れず読みふけった記憶があります。

以来、今日まで、『抗うつ薬の時代―新規抗うつ薬の光と影』（星和書店）を紹介したのを皮切りに、うつ病治療と抗うつ薬、精神医療のあり方に対する私の考えは本書で示しているような方向へと変化し、臨床の現場にそうした考えを広める努力を行ってきましたが、それに対する反発も強いものとなっています。

一昨年こうした考えに基づくうつ病診療があるテレビ番組で紹介され、その当日に2千以上もの問い合わせがあり、その後1カ月以上も終日電話やメール、手紙による問い合わせがあり、現在も続いています。このことは現在のうつ病診療の事態の深刻さを物語っています。現在までに数え切れないほどの方々の相談に乗り、病院では長年治らない二百数十人のうつ病の方々をすでに診察しています。一部の方では治療を引き継いで診立て直しと減薬や治療の終結を行い、回復に至った例も数多くなっています。ここでいう回復とはまさに当事者、家族の望むもので、薬も飲まず医者にも通わずに普通の生活ができるようになること、落ち込んでも立ち直れる状態になることで、まさにその実践の背景が本書に書かれていることです。

新年早々、ヒーリー教授より、新年のお祝いとともに、医療の方向性を変える彼の新たな企画への協力要請のメールが届きました。それはデータに基づく医療すなわち当事者、現場の医師からあまねく薬物の効果や副作用の情報を集めて、よりユーザーフレンドリーな医療を築こうというグローバルな企画です。科学の衣をまとったマーケティングの背景には現在の臨床試験のデータによるエビデンスに基づいた医療があります。これに代わる本当のエビデンスを集め、医療の流れを変えようという試みです。協力者には錚々(そうそう)たるメンバーがすでに挙げられており、日本でもこうした流れを作る一助となればと願っています。今回、私のわがままなお願いにもかかわらず出版を快くお引き受けいただいた星和書店の石澤雄司社長と、面倒な編集校正作業をしていただいた編集部の近藤達哉氏には心より御礼申し上げます。

２０１１年３月

田島　治

■著者略歴

田島　治（たじま おさむ）

昭和25年2月17日群馬県生まれ
杏林大学大学院修了医学博士
財団法人精神医学研究所付属東京武蔵野病院嘱託
杏林大学医学部精神科助教授を経て
現在、杏林大学保健学部教授（精神保健学）

“不安とうつ”をテーマに現代社会におけるメンタルヘルスについて研究、教育および臨床を行っている。とくにうつ病や双極性障害、パニック障害、全般性不安障害、社会不安障害などの診断・治療について、基礎、臨床の両面から研究活動を行い、現在はうつ病診療のあり方、抗うつ薬の功罪を主なテーマとしている。

地域における精神保健活動に携わり、保健所の精神保健相談（三鷹武蔵野地域）の嘱託医として長年活動するとともに、三鷹市社会福祉協議会主催の精神保健ボランティア講座の講師として初回より関与している。さらに精神障害者のケアホーム、グループホームや作業所などの活動にも長年関与している（社会福祉法人えりじあ副理事長）。

主な著書：『こころの薬最新事情』（星和書店）、『精神医療の静かな革命　向精神薬の光と影』（勉誠出版）、『薬で治すそうとうつの時代』（ごま書房）、『抗うつ薬の時代－うつ病治療薬の光と影』（共訳、星和書店）、『抗うつ薬の功罪』（監訳、みすず書房）、『ヒーリー精神科治療薬ガイド』（監訳、みすず書房）

抗うつ薬の真実
抗うつ薬を飲む人、出す人へのメッセージ

2011年4月23日　初版第1刷発行

著　　者　田島　　治
発 行 者　石澤雄司
発 行 所　株式会社星和書店
〒168-0074　東京都杉並区上高井戸1-2-5
電 話　03（3329）0031（営業部）／03（3329）0033（編集部）
FAX　03（5374）7186（営業部）／03（5374）7185（編集部）
http://www.seiwa-pb.co.jp

　ISBN978-4-7911-0768-1